수명연장
방정식

THE LONG LIFE EQUATION

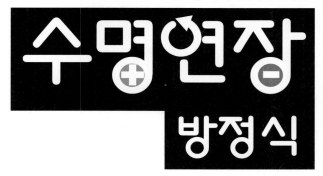

수명연장 + −
방정식

트리샤 맥네어 지음 | 서예진 옮김

su book

추천글

요즘 웰빙에 대한 관심은 시간이 지날수록 점점 높아져가고 있다. 먹거리에서부터 건강, 환경에 대한 각종 정보가 신문이나 텔레비전 가릴 것 없이 넘쳐나고 있고, 서점에도 웰빙에 관련된 수많은 책들이 진열대를 가득 채우고 있는 실정이다.

이러한 정보의 홍수 속에서 과연 제대로 된 정보를 가려내고, 올바르게 활용해서 실생활에 도움을 받고 있다고 자신있게 대답할 사람이 몇 명이나 될지는 미지수이다. 전반적인 생활환경이 급속도로 개선되고, 고령화사회로 진입하면서 필연적으로 건강한 몸으로 오래오래 행복하게 살고자 하는 바람도 또한 강해져가고 있는데 반해 과연 우리가 제대로 된 정보를 바탕으로 미래를 설계하고 있는지는 의문이다.

인류의 오랜 소망 중의 하나가 무병장수, 불로장생이 아니었던가. 필자도 직업상 건강과 떼려야 뗄 수 없는 관계를 맺고 있기에 늘 촉수를 열어두고 있는 편인데도 옥석을 가리기가 쉽지만은 않은 일이다.

이 책『수명연장 방정식』에는 어떻게 하면 오래, 행복하게 건강하게 살 수 있을지, 그러기 위해 해야 할 일이 무엇인지 등에 관한 100가지 요인들이 제시되어 있다. 이들 요인들이 5개의 파트로 나뉘어 수명에 어떤 관련이 있는지 구체적으로 서술되어 있어 막연하게 알고만 있었을 때와는 체감지수가 훨씬 높았다. 이들 정보를 바탕으로 올바른 생활습관, 긍정적인 사고와 운동을 병행한다면 건강하고 행복한 삶을 꾸려나가는 데 도움이 되리라 생각한다.

이 책을 읽으면서 든 생각은 자연을 거스르지 않고 조화하고자 했던 우리 선인들의 삶과 사상은 물론 식습관까지도 인간에게 얼마나 유익한 것이었는지를 새삼 다시 느낄 수 있었다는 것이다. 서양의 과학과 동양의 정신이 조화를 이룬다면 우리가 꿈꾸는 행복한 삶에 한 발 더 가까이 다가갈 수 있을 것이다.

신경림(이화여대 교수, 대한간호협회 회장)

차 례

PARK ① 정신 건강

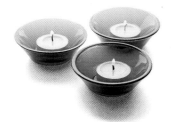

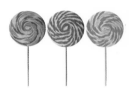

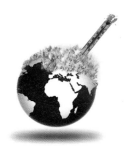

PART ③ 환경

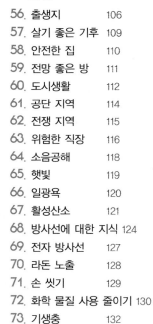

PART ④ 질병 대처법

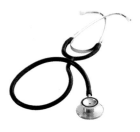

PART ⑤ 선택과 위험

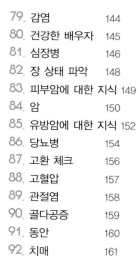

여는글

수명을 몇 년 늘릴 수 있는 방법이 있을까? 만약 방법이 있다면 그 방법은 어떤 것들일까? 지금까지 밝혀진 바로는 좋은 유전자, 습관, 삶을 대하는 태도 모두 수명에 영향을 미친다. 긍정적이고 능동적인 생활습관을 가진 사람은 건강하고 행복하게 그리고 오래 살 수 있다. 이 책 『수명연장 방정식』에는 수명을 연장시켜주거나, 줄이는 요인 100가지가 제시되어 있다. 이 중 56가지는 수명을 늘려주는 요인이고, 나머지 44가지는 수명을 갉아먹는 요인이다. 이들 요인들을 어떻게 활용할지 선택은 당신 몫이다.

2050년이 되면 세계 인구 중 220만 명 정도가 100세 이상 살 것으로 예견되고 있으며, 또한 미국 통계청의 추정에 따르면 100세 이상 노인이 미국에서만 80만 명에 이를 것이라고 한다. 당신은 과연 그 중의 한 명이 될 수 있을까? 물론 유전적인 요인이 장수에 커다란 영향을 미치기는 하지만, 여기에 건강한 생활습관이 함께 해야만 밝은 미래가 보장될 수 있다.

의사로서 내가 환자들에게 항상 강조하고 또 강조하는 최고의 건강법은 예방이다. 진료를 하다 보면 당뇨 환자의 경우 심각한 합병증에 시달리는 것을 종종 보게 된다. 사실 그들은 그런 합병증을 얼마든지 예방할 수 있었다. 물론 정기검진만으로 모든 질병이 예방되는 것은 아니다(정기검진이 무척 중요하긴 하지만 말이다). 정기적인 운동과 정서적인 안정, 쾌적

한 환경, 질병을 예방할 수 있는 각종 정보를 파악해야 하고 또한 예방 접종도 챙겨야 하며, 건강에 유익하도록 생활습관도 바꿔야 한다.

현대의학은 몇 가지 기적을 선물해주었다. 의사들은 이제 대장암, 자궁경부암, 심장마비, 뇌졸중을 예방하는 방법을 알고 있다. 그리고 의사들은 당신의 삶의 질을 높여주는 코치, 건강하게 살도록 돕는 파트너가 되어줄 수 있다. 질병을 조기에 진단하고 치료하면, 당뇨병과 같은 질환의 합병증을 막을 수도 있고 수많은 병으로부터 당신을 구해줄 수도 있다.

이 책의 주제는 어떻게 하면 오래, 행복하게, 만족스러운 삶을 살 수 있는가이다. 어떻게 하면 지금처럼 혹은 지금보다 더 건강하게 살 수 있을지, 그러기 위해 해야 할 일이 무엇인지 지금이라도 잘 생각해보자. 이 책의 내용을 이해하고 제대로 실천하면 100세까지 과연 살 수 있을까? 나는 여러분이 진심으로 그렇게 되기를 바란다.

이 책을 읽고 나면 우린 과연 무엇을 얻을 수 있을까? 여러분은 이 책을 통해 세상을 바라보는 새로운 시각을 얻을 수 있다. 그 세상에서 여러분은 지금보다 더 행복하게, 더 건강하게, 더 오래 살게 될 것이다!

올가 캘러프, 의사

이 책의 사용 방법

이 책에는 최근 세계적으로 속속 밝혀지고 있는 의학적 연구결과들을 바탕으로 한 정보가 가득 담겨 있다. 이 정보들은 건강과 수명에 어떤 것이 좋고 어떤 것이 나쁜지 하는 내용이 주를 이룬다. 하지만 어떤 요인이 수명을 줄이거나 연장시킨다는 근거가 있다고는 해도, 이것이 건강에 정확히 어떤 영향을 미치는지는 단정해서 말하기 어렵다.

이 책에서는 각 요인들의 중요성을 알리고 환자들이 지금까지의 의학 연구 결과를 살펴볼 수 있도록, 각 요인들이 수명에 대강 어느 정도 영향을 미치는지 수치를 들어 가이드를 제시했다. 최근 연구에서 특별히 논란의 여지가 많았던 항목에는 영문 옆에 물음표('?')를 달아 표시했다.

평균 수명인 70세를 기준으로 각 요인에 해당하는 햇수를 더하거나 빼면 자신이 어느 정도 살 수 있는지 대강 알아볼 수 있다. 하지만 이 결과를 너무 심각하게 받아들일 필요는 없다. 그저 간단한 추정에 불과하니까 말이다. 삶과 건강 문제는 엄청나게 복잡해서 아무리 뛰어난 과학자라도 정확히 예측하기 어렵고, 어떤 요소가 그 사람에게 어느 정도의 영향을 미치는지도 알 수 없다.

이 책에서 제시한 햇수에 대한 가이드는 그저 이 요인이 수명에 어느 정도의 영향을 줄 수 있는지 이해를 돕기 위한 자료로, 실제로 이렇게 되리라고 보장할 만한 확실한 정보는 아니다. 정보가 아무리 많다고 해도,

누군가가 언제 죽을지 정확히 예측할 수 있는 사람은 없다. 하지만 우리의 건강과 수명에 어느 정도나 영향을 미치는지 대강의 그림은 그려볼 수 있으니, 이 정보를 이용해 건강하고 행복한 삶을 꾸려나가자.

나는 얼마나 오래 살 수 있을까?

수명을 예측해보기 위한 20가지 질문

파트 1 정신 건강

다음 중 당신의 사고방식에 가장 가까운 답은 무엇인가?

1. 내 미래
   a. 내 미래가 밝다고 생각하며, 재미있는 계획을 많이 세우고 싶다.
   b. 신나는 일을 기대하기에 나는 이미 너무 늙어버렸다.
   c. 나에게 내일이라는 것이 있는지도 모르겠다.

2. 우리 이웃
   a. 친한 이웃 사람이 많다. 그들과 운동도 같이 하고 여러 활동을 함께 하며 소속감을 강하게 느낀다.
   b. 이웃과 잘 지내지 못한다. 가끔은 너무 외롭다.
   c. 가끔 이웃과 어울리고, 친구도 몇 있다.

3. 종교 생활
   a. 나는 신앙심이 깊고, 종교는 내 인생에서 큰 비중을 차지한다.

b. 종교에 대한 생각은 별로 안 해보았다.
   c. 신을 믿기는 하지만, 교회에 잘 나가지 않는다.

4. 스트레스
   a. 스트레스? 그게 뭔데?
   b. 스트레스가 나를 짓누른다. 항상 위기 상황인 것만 같다.
   c. 그럭저럭 견딜 만하다. 스트레스를 좀 받기는 하지만, 뭐 괜찮다.

파트 2 신체 건강

다음 답 중 당신을 가장 잘 설명하는 것은 무엇인가?

5. 가족
   a. 유전적으로 전해 내려오는 병이 없다.
   b. 암, 심장병, 혈관질환, 신경퇴행성 질환, 뇌질환, 당뇨 등의 가족력이 있다.
   c. b에서 열거한 질병 때문에 비교적

젊은 나이에 죽은 친척이 몇 명 있다.

6. 식습관
   a. 신선한 과일과 채소를 많이 먹고, 몸에 좋은 음식을 골라 먹는다.
   b. 감자칩과 사탕을 많이 먹는다.
   c. 건강에 좋은 음식을 준비해서 먹을 때도 있지만, 주로 인스턴트 식품을 먹는다.

7. 정기적으로 다음 행동을 한다.
   a. 오메가-3 보조제를 먹는다.
   b. 술을 마신다.
   c. 건강에 좋은 음식이 무엇인지 신문 기사를 읽어본다.

8. 운동은
   a. 일상에서 빼놓을 수 없는 중요한 일이다.
   b. 가능하면 하고 싶지 않다.
   c. 좀 더 해야 하는데…….

파트 3 환경

당신이나 당신의 견해를 가장 잘 표현한 답은 무엇인가?

9. 내가 사는 곳은
   a. 시골
   b. 도심지
   c. 중소 도시

10. 화학 물질, 방사선이나 기타 해로운 물질로 발생한 공해는
    a. 나의 건강을 위협하므로 항상 대책을 세우고 있다.
    b. 미디어에서 항상 이것에 대해 떠들어대며 겁주려 하지만, 나는 그 말을 다 믿지 않는다.
    c. 신경은 써야 한다고 생각하지만, 아직 무슨 수를 써보지는 않았다.

11. 나는 손을
    a. 하루에 여러 번 닦는다. 특히 밥 먹기 전에는 꼭 씻는다.
    b. 절대 안 씻는다. 왜 씻어야 하지?
    c. 가끔 씻는다.

12. 우리 집은
  a. 안전사고나 화재에 완벽하게 대비해두었다.
  b. 위험천만한 곳이다.
  c. 좀 더 깔끔하고 안전해질 필요가 있다.

파트 4 질병 대처법

다음 답 가운데 당신이나 당신의 습관, 건강을 가장 잘 설명한 것은?

13. 혈압 측정이나 치과 검사, 자궁경부암 검사 등 정기 검진은
  a. 매우 중요하다.
  b. 귀찮게 찾아서 할 필요는 없다.
  c. 가끔은 해야 한다고 생각한다.

14. 심장병
  a. 심장병 예방을 위해 하는 일이 있다.
  b. 나는 심장병에 걸릴 일이 없다.
  c. 걱정은 하지만, 무얼 해야 할지 잘 모르겠다.

15. 내 혈압은
  a. 정상이거나 정상보다 낮다.
  b. 아마도 높을 것이다. 재본 적은 없다.
  c. 이 질문을 보니 갑자기 확 올라가는 듯하다.

16. 운동, 항산화 물질, 섬유소, 과일과 채소는
  a. 암을 예방한다. 운동을 하고 이 음식들을 먹는다.
  b. 남이나 줬으면 좋겠다. 재미도 없고 맛도 없을 듯.
  c. 암을 예방한다. 내가 하고 내가 먹어야 한다는 게 문제지만.

파트 5 선택과 위험

당신이나 당신의 생활습관을 가장 잘 표현한 답은 무엇인가?

17. 나는
  a. 담배를 피워본 적이 없다.
  b. 날마다 몇 개비씩 피운다.

c. 전에 피운 적이 있지만, 끊은 지 6
개월이 넘었다.

18. 술을
   a. 하루에 2잔 이하로 마신다.
   b. 안 마시는 날도 있지만, 마시는 날
   은 10잔 이상 많이 마신다.
   c. 하루에 평균 3~4잔 마시지만, 이
   보다 더 많이 마시는 일은 거의 없
   다.

19. 자동차 경주, 스키 활강, 행글라이
   딩, 스쿠버 다이빙은
   a. 너무 무서워서 못한다.
   b. 진짜 재미있다. 시간만 나면 한다.
   c. 가끔 한다.

20. 내 직업은
   a. 사무직이다. 별로 움직이지 않는
   다.
   b. 위험 요소가 많다.
   c. 가끔 위험할 수는 있지만 대부분
   은 그렇지 않다.

'a'는 2점, 'b'는 0점, 'c'는 1점을 부
여한다.

0~13점: 어이쿠! 조심해라! 이 책에 적
   힌 조언들을 실천에 옮기지 않
   으면 일찍 죽을 수도 있다.

14~24점: 잘하고는 있지만, 건강하게
   오래 살고 싶다면 아직 갈 길
   이 멀다.

27점 이상: 아주 좋다! 어떻게 하면 건
   강하게 살 수 있는지에 대한
   지식이 풍부하다.

기분 좋게 살면 장수할 수 있을까? 부정적인 생각, 스트레스, 슬픔 등이 우리 수명을 정말 단축시킬까? 기분과 수명의 관계는 너무 복잡해서 아직 정확한 결론을 내리는 것은 어렵다. 하지만 몸의 건강은 여러가지 조사를 통해 측정할 수 있다. 혈압을 재서 건강 상태를 알아보고, 하루에 피는 담배 개비 수와 사망률 사이의 관계가 통계수치로 나와 있는 것을 볼 수도 있다. 그러나 기분이 좋고 나쁜 것이 건강에 어떤 영향을 주는지는 알아내기 힘들다. 행복에 대한 기준은 사람마다 무척 다르기 때문이다.

하지만 건강한 마음이 신체 건강에 좋은 영향을 준다는 사실만큼은 부정할 수 없다. '정신 건강에 좋은' 성향이 많을수록 일도 더 잘하고, 일을 잘하니까 돈도 더 잘 벌고, 돈이 넉넉하니까 건강에 좋은 음식을 마음껏 먹을 수 있으며, 체육관에 가서 운동할 여유도 생기고, 휴일에는 돈 걱정 없이 마음껏 휴식을 취할 수 있다. 마음이 건강한 사람은 대인관계가 좋아 자신이 맡은 일을 잘 해낸다. 행복한 사람들이 친구도 쉽게 만들고, 다른 이들과 사이 좋게 지내며, 한 사람과 오래 관계를 지속하고, 행복한 결혼 생활을 유지한다. 이러한 요인들은 모두 장수에 큰 도움이 된다.

정신 건강은 모든 면에서 우리에게 도움이 된다. 지금 행복한 사람이 내일의 행복을 거머쥐며, 기분이 좋을수록 일을 더 잘 해낸다. 일을 더 잘 해내면, 이번엔 기분이 더 좋아진다!

PART 1 정신 건강

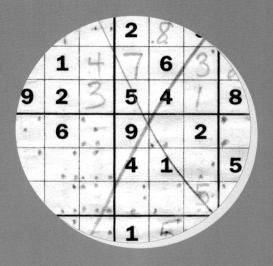

+9년 행복 Happiness

삶에 대한 만족도가 낮을수록 수명이 짧은 반면에, 행복한 사람은 건강에 더 좋은 방향으로 행동하는 습성이 있고 운동도 많이 하며 인간관계가 좋다는 연구 결과가 나왔다. 긍정적인 사고방식을 가진 사람은 병에 걸려도 금방 회복되며, 생존율이 높고, 장애를 입을 확률이 낮았다.

행복한 감정은 우리 몸의 면역 체계를 활성화해 바이러스나 세균과 맞서싸우는 면역 세포의 수를 늘린다. 코헨(Cohen), 도일(Doyle), 튜너(Turner), 앨퍼(Alper), 스코너(Skoner)는 2003년 실험 대상을 행복한 순서에 따라 세 그룹으로 나눠 연구를 진행했다. 그랬더니 가장 불행한 그룹이 가장 행복한 그룹보다 감기에 걸리는 확률이 2.9배 더 높았다고 한다. 또한 자신이 행복하다고 여기는 암 환자의 몸에는 암 세포를 죽이는 대식세포의 숫자가 늘어났고, 면역계에 해를 끼치는 에피네프린이나 코르티솔 같은 스트레스 호르몬의 수치가 낮았다.

HOW **행복해지는 법**

- 당신을 불행하게 만드는 것들의 목록을 작성해서 해결 방법을 모색한다.
- 당신에게 큰 기쁨을 주는 것들의 목록을 작성해서 매일 한 가지 이상을 실천한다.
- 명상을 배운다. 명상은 삶의 작은 요소들에서 기쁨을 찾아내는 법을 가르쳐준다. 따뜻한 비눗물에 손을 담갔을 때의 포근함, 길가에 핀 국화의 노란 빛 등등.
- 실천 가능한 목표를 세운다. 이룰 수 없는 꿈에 집착하면 행복이 달아난다.

-4년 자기 비하 Low self-esteem

자기 비하는 삶을 좀먹는다. 자존감이 높은 사람은 자신이 중요하다고 생각하기 때문에 건강에도 신경을 쓰게 마련이며, 자주 행복을 느낀다. 자기 존중이 장수와 관계가 있는 이유는 이 두 가지로 설명할 수 있다. 요양원 환자들을 대상으로 연구를 해보았더니, 신체적인 건강 상태가 비슷하더라도 자존감이 높고 우울한 감정을 적게 느끼는 사람이 더 오래 살았다고 한다.

자기 비하에서 벗어나려면 이렇게 해보자. 자신의 좋은 점을 나열해 보라. 이때 겸손은 저 멀리 내던져버리고 절대 인색하게 굴지 마라. 매일 이 목록을 꺼내놓고 보며 자기 자신을 칭찬하자.

새로운 무언가를 배우는 것 역시 긍정적 자아상을 쌓는 데 도움이 된다. 꽃꽂이, 색소폰 연주, 스카이다이빙에 도전해보자. 최상의 효과를 거두려면 무엇을 선택하든 제대로 할 수 있을 때까지 열심히 해야 한다.

다른 사람을 도와주는 봉사활동 역시 자신을 소중히 여기도록 해준다. 재미도 보람도 느낄 수 있는 자원봉사 활동을 찾아보자. 남을 소중히 여기는 것이 곧 자신을 소중히 여기는 지름길이다.

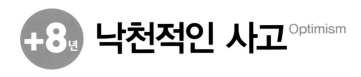

+8년 낙천적인 사고 Optimism

1950년대 초반 메이요(Mayo) 의료원에서 진행했던 유명한 연구가 있다. 이 연구 결과 낙천적인 사람이 비관적인 사람보다 평균 수명이 8년이나 길었다고 한다. 최근 그들이 내놓은 연구 결과에 따르면, 낙천적인 사람이 요절할 확률은 일반 사람의 50퍼센트도 채 되지 않는다고 한다.

낙천적인 사람은 몸 안의 면역 체계가 튼튼해 질병에 잘 걸리지 않고, 또한 걸려도 쉽게 낫는다. 반대로 비관적인 사람은 자기 몸의 변화에 관심이 없어 건강해지려는 노력을 하지 않는다. 한 연구에서 낙천적인 사고방식이 심장병에 좋다는 결과가 나왔는데, 협심증이나 심장마비의 확률을 줄인다고 한다. 마찬가지로 희망은 암에 맞서 대항할 강력한 무기가 되며, 수명을 늘려주는 고마운 존재다.

낙천적으로 사고하는 법

피할 것

- 습관적으로 부정적인 생각을 떠올렸다는 사실을 깨닫고, 이런 버릇을 고치도록 노력한다.
- 모든 일에 부정적인 요소만 생각하거나 자기 때문에 나쁜 일이 일어났다며 자책하는 습관을 버린다.
- 언제나 최악의 상황을 떠올리는 습성과 '모 아니면 도'라는 흑백논리를 버린다.

실천할 것

- 삶을 좀 더 긍정적으로 보려고 노력한다.
- 아무리 사소한 것이라도 좋은 면을 찾아 내 마음에 품는다.
- 나쁜 일은 무시하거나 얼른 처리하고 앞으로 나아간다.
- 낙천적인 사람들과 어울려 그들의 사고방식을 배운다.

-5년 낡은 사고 Thinking old

낡은 사고방식을 갖는 것은 빨리 죽는 지름길이다. 자, 새로운 아이디어라고는 자신의 머리 근처에도 오지 못하게 하는 사람들을 떠올려보자. 억지로 요즘 유행하는 춤을 배우라거나 성형 수술을 받아 젊어지라는 말이 아니다. 그저 마음을 활짝 열고 당신의 삶 앞에 펼쳐진 무한한 가능성을 받아들여라.

과감히 새로운 도전을 해보고, 무언가를 배우고, 새로운 목표를 세우자. 새 기술을 받아들여 적극 활용해보자. 자기 자신을 견고하게 감싸고 있는 딱딱한 껍질을 과감히 깨버리자. 정말로 하고 싶은 일이 있는데도 기존의 관습에 어긋날까봐, 주위의 눈치를 보느라 하지 못했다면, 돌파구를 찾아보자. 절대로 "이젠 나이가 너무 많아서……."라는 말은 하지 말자(가끔은 이 말이 맞을 수도 있겠지만, 절대로 이 생각 때문에 해보지도 않고 주저앉아서는 안 된다). 나이가 중요한가? 법적으로 성인이 된 순간부터 당신의 나이에 대해 왈가왈부할 사람은 아무도 없다. "한창때는……."이라는 말도 금지! 오늘이 바로 당신의 한창때다.

전 세계적으로 여자가 남자보다 장수한다. 현재 기록에 남은 최장수 인물 역시 여자다. 장 루이 칼망(Jeanne-Louise Calment)이라는 할머니가 기네스 기록 보유자인데, 이 할머니는 1875년에 프랑스에서 태어나 1997년 숨을 거둘 때까지 122년하고도 164일을 살았다. 칼망 할머니는 1889년

에펠탑이 완공되었을 때 14세 소녀였고, 100세 때도 자전거를 탈 만큼 건강했다. 114세 때는 「명화의 외출」이라는 영화에 출연해 역사상 가장 나이 많은 배우가 되었다.

+2년 성실한 태도 Conscientiousness

성실한 사람은 오래, 그리고 건강하게 산다. 1922년부터 1991년까지 진행된 터먼(Terman) 수명주기 연구에 따르면, 어린 시절에 태도가 불성실했던 사람은 비교적 일찍 죽는 경향을 보였다고 한다.

성실한 사람은 사려 깊고 철저하며 매사에 전념한다. 따라서 성실한 사람은 건강해지는 데 필요한 사항에 신경을 쓰고, 질병을 예방하기 위해 노력한다. 이런 특성은 일을 열심히 하는, 믿음직한 사람에게서 많이 나타난다. 성실한 이들은 예방 접종도 잘 챙기고 내키지 않아도 정기적으로 건강검진을 받으며, 운동을 하고 몸에 좋은 음식을 골라 먹는다. 패스트푸드로 끼니를 때우거나, 또는 흡연, 약물 중독, 위험한 스포츠 등 몸에 좋지 않다고 판단되는 행동은 하지 않는다. 뿐만 아니라 성실한 학생은 성적도 좋다.

성실한 사람은 다른 이들과 사회를 위해 공헌할 뿐만 아니라 자신의 삶 역시 안정적으로 꾸려나간다. 또한 감정적인 문제나 대인관계에서 어려움을 겪을 때 생산적인 방법으로 문제를 해결하며, 건강에 좋은 환경을 만들어간다.

+7년 결혼 Marriage

　　남자와 여자 모두 결혼 생활이 원만하면 더욱 건강하고 부유하며 행복하게 오래 산다. 그리고 자신을 믿어주고 지지해주는 사람이 있는지 여부와 웰빙은 강한 연관성이 있다는 연구 결과도 아주 많다. 우리는 결혼을 통해 마음을 편하게 해주고 힘들 때 의지할 수 있는 강력한 지지자를 얻게 된다.

　　2006년 캘리포니아 대학 학자들은 배우자와 함께 사는 노인이 결혼하지 않은 노인보다 또는 이혼했거나 배우자와 사별한 노인보다 장수하는 경향이 있다는 연구 결과를 발표했다. 연구에 따르면 한 번도 결혼한 적이 없는 사람의 3분의 2가 겉보기에는 더 건강해 보였지만, 수명은 기혼자보다 짧았다고 한다.

　　배우자와 행복하게 잘 사는 사람은 경제적 어려움을 겪거나 신체, 혹은 정신적 질병을 앓는 일이 상대적으로 적었으며, 병에 걸리더라도 쉽게 극복해냈다. 암에 걸렸을 때도 이들은 결혼을 하지 않았거나 이혼했거나 혹은 배우자와 사별한 사람보다 생존율이 높았다.

-3년 이혼 Divorce

이혼만큼 정신적, 신체적으로 쉽게 지워지지 않는 상처를 주는 일도 없을 것이다. 최근 연구에 따르면 이혼한 사람은 정서 불안, 급작스런 죽음, 심장병이나 암, 폐렴, 고혈압으로 사망하거나 또는 간경화를 겪는 비율이 높다고 한다.

이혼한 사람은 정신과 진료를 받는 횟수가 많으며, 원만하게 결혼생활을 유지하는 사람이나 독신, 또는 배우자와 사별한 사람보다 병원을 찾는 빈도도 높다. 남성이 혼자 사는 것을 더 어려워하며, 이혼 후 6년 안에 재혼하지 못하면 교통사고나 알코올 중독, 약물 중독, 우울증 등에 걸릴 확률이 높게 나타났다.

하지만 결혼생활이 너무도 불행하다면, 오히려 이혼하는 것이 건강에 더 좋다. 재혼을 통해 새로운 사람과 사랑을 하면 이혼으로 빼앗겼던 행복을 다시 찾을 수도 있다.

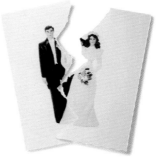

-2년 어린 엄마 Young mothers

임신을 하면 뱃속의 아이가 당신 몸의 세포 하나하나까지 빨아먹어 흰머리가 나고 주름이 생길 것으로 생각할지도 모른다. 그러나 아이는 커다란 기쁨을 안겨주고, 행복한 마음은 장수하는 데 도움이 된다.

대가족들을 대상으로 연구한 결과, 아이를 많이 낳은 여성이 적게 낳은 여성보다 수명이 짧았고, 꽤 늦은 나이에 아이를 낳은 엄마의 수명이 더 길다는 사실이 밝혀졌다. 반면에 남성은 가족의 숫자나 형성 시기에 영향을 상대적으로 덜 받았다.

핀란드 여성을 대상으로 한 연구에서는 아이 수와 장수의 연관성을 찾지 못했지만, 늦둥이를 본 여성이 더 오래 산다는 사실이 밝혀졌다.

진화생물학자들은 이런 현상을 '할머니 효과'라고 부른다. 엄마는 아이가 장성하는 것을 볼 때까지 살아남도록 만들어졌다는 것이다. 엄마는 일단 자녀가 자신의 가족을 꾸려나갈 수 있도록 돕는 역할(한 아이의 할머니가 되어 아기의 부모, 즉 자기 자녀에게 새로 태어난 손자를 돌보는 법을 가르치고 자신도 적극적으로 손자를 돌보는 일)을 마치고 나면, 그때부터 급격하게 사망률이 증가한다. 그러므로 늦둥이 막내를 보았다면, 그 막내 아이가 늦둥이를 낳도록 하라. 몇 년 정도는 더 살 수 있을 것이다.

+7년 신앙Having faith

신앙이 상처 치유에 효과가 있으며, 믿음과 장수가 서로 강한 연관성을 가지고 있다는 사실을 증명하는 논문은 천 편이 넘는다. 아이오와 대학 연구팀이 일주일에 한 번 이상 종교 활동에 참여한 사람과 단 한 번도 교회 등 종교적 모임에 나가지 않은 사람을 12년 간 추적 조사했더니 종교를 가진 사람이 장수할 확률이 35퍼센트나 높았다고 한다.

교회나 성당에 정기적으로 가는 등 신앙생활을 적극적으로 하고 신심이 돈독하면 면역 기능이 강화되어 고혈압이나 혈전증 등이 억제된다. 신앙심은 염증을 매개하는 인터류킨-6를 억제해 동맥경화증 같은 노화 관련 질환의 위험을 줄인다. 학자들에 의하면 신앙생활을 하는 사람은 몸에 나쁜 것을 입에 대지 않고 생활습관도 건전하기 때문에 이런 긍정적인 영향이 나타난다고 한다. 다른 이들과의 교류를 중요하게 생각하는 풍조 역시 큰 역할을 한다.

종교가 우리 삶에서 일어날 수 있는 나쁜 일을 모두 막아주지는 못하지만, 나쁜 일에 대항해 싸우고 이겨나갈 힘을 주는 것만큼은 확실하다.

+6년 공동체 생활 Community

인간은 사회를 이루어 살도록 만들어진 존재다. 우리 몸과 마음은 다른 이들과 뭉쳐 살면서 서로 도와 식량을 모으고, 적과 맞서싸우는 등 일상적인 삶의 스트레스를 돌파할 때 가장 잘 작동하도록 디자인되었다. 하지만 이혼하거나 배우자와 사별해 홀로 남겨지면, 우울증이나 신체무시증후군(신체의 일부가 마치 자신의 일부가 아닌 것처럼 무시하는 증상이 있는 질환—옮긴이)에 걸릴 확률이 높아지며, 결국에는 사망에까지 이를 수 있다.

든든한 지원자는 당신을 건강하게 한다. 다른 이들과 잘 어울리는 사람일수록 자신을 이해해주는 사람이 곁에 많으며, 그 덕분에 더 오래 그리고 건강하게 살 수 있다.

HOW | **사람들과 어울리는 법**

- 동호회에 가입하자.
- 동네 행사에 자주 참여하자.
- 남을 돕는 봉사활동을 하자. 모두 당신의 친구가 되고 싶어 할 것이다.
- 동네 가게를 이용하자. 자기가 사는 동네를 잘 파악하자.
- 근처 공원이나 자연보호 지역에서 그저 한적하게 거닐어보자.

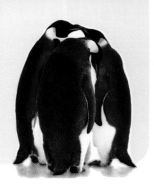

-2년 스트레스 Stress

스트레스는 죽음의 천을 짜는 실이나 다름없다. 심한 부상을 입거나 인간관계로 인한 상처 등 심한 스트레스를 받을 때마다 수명이 1년이나 줄어들 수 있다.

이런 현상은 스트레스를 받을 때 우리 두뇌가 위험을 감지하기 때문에 나타난다. '투쟁 또는 도피' 반응이 일어나면, 우리 몸에는 여러 가지 반응이 일어난다. 에피네프린이 분비되어 심장이 빨리 뛰고 혈압이 올라가며, 코르티솔이라는 스트레스 호르몬도 분비된다. 이런 반응은 실제로 위험한 상황을 벗어나는 데는 매우 유용하지만, 스트레스가 장기간 지속되면 우리 몸을 해치기 시작한다. 예를 들어 코르티솔은 신경세포가 칼슘을 저장하게 하는데, 신경세포에 칼슘이 과도하게 축적되면 신경 신호를 너무 자주 발생시키다가 소멸한다. 다시 말해 흥분되어 죽어버리는 것이다.

한 연구에서 코르티솔 농도가 높아지면 기억을 관장하는 해마 내 세포들이 죽는다는 사실이 밝혀졌다. 코르티솔은 두뇌에 새로운 신경세포가 생성되는 것을 방해해 결국에는 두뇌가 너무 일찍 노화되게 만든다.

뿐만 아니라 코르티솔은 혈액 내 지방에도 영향을 미쳐 특히 고혈압 환자에게서 심장마비나 뇌졸중의 발병 확률을 크게 높이며, 면역계에도 좋지 않은 영향을 준다. 따라서 여러모로 건강과 장수에 도움을 받으려면 스트레스를 잘 다스리는 것이 중요하다.

스트레스를 줄이려면 먼저 스트레스의 원인을 알아내야 한다. 직장과 가정, 대인관계, 건강 등 삶의 모든 요소를 점검해 걱정거리를 자주 만드는 영역을 찾아내자. 어디에 스트레스 요인이 있는지 알아내는 것만으로도 한 발 내딛었다고 할 수 있다. 또한 스트레스는 인생의 양념 같은 것이라며 긍정적으로 받아들이는 태도 역시 큰 도움이 된다.

스트레스를 덜 받으려면 만만한 스트레스부터 골라내 해결책을 찾아야 한다. 자신의 삶을 다른 방향에서 바라보는 연습을 하자. 그리고 그 안에서 일어나는 스트레스 가득한 상황을 줄이려면 어떻게 해야 할지 생각

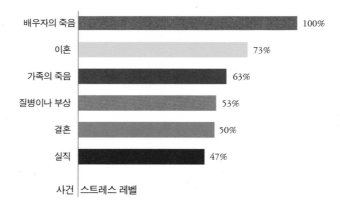

해보자.

    어떤 이들은 상황을 부정하거나 과식, 폭음, 흡연 같은 좋지 않은 방법으로 스트레스에서 벗어나려고 한다. 이런 방법은 언 발에 오줌 누기 식이므로 되도록 피하는 것이 좋다.

    당신에게 꼭 맞는, 그러면서도 심신의 건강에 도움이 되는 스트레스 해소법을 찾아보자. 창작 활동이나 휴식, 마사지, 운동, 친구나 전문가와 이야기를 해보는 것도 좋은 방법이다.

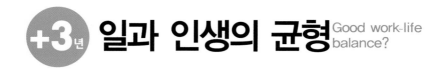

+3년 일과 인생의 균형 Good work-life balance?

바쁜 스케줄과 계속되는 도전 속에서도 승승장구하며 잘 살아가는 사람이 있는 반면, 일에 치여 모든 에너지를 빼앗기고 심한 스트레스에 시달리며 우울하게 사는 사람이 있다. 이때 사람마다 처한 상황이 다르다는 사실을 깨달아야 한다. 결국 중요한 것은 균형이며, 어떻게 해야 균형을 잡을 수 있는지 아는 사람은 오로지 자기 자신뿐이다.

자신에게 꼭 맞는 일을 찾아내라. 한 방법으로 직업 적성 테스트를 받아보는 것도 좋다. 당신이 꽃밭을 가꾸며 소일하거나 아이들을 돌보는 것을 좋아한다면 그것도 좋다. 당신의 이런 성향이 직업에 잘 녹아들어가도록 하면 된다.

일과 인생 사이에서 균형을 잡는 법

- 자신이 하고 있는 일에 대해 솔직한 평가를 내려보자. 출근시간이 기다려지는지, 일 때문에 인생의 소중한 부분을 희생시키고 있지는 않은지 자신에게 질문을 해보자.
- 직장에서 마주치는 문제들에 깔려버리기 전에 다른 사람과 상의해보자. 상사에게 승진과 관련된 이야기를 당당하게 꺼내고 회사에서 얻을 수 있는 것은 전부 얻어내자.
- 지금 직장 때문에 너무 힘이 든다면 이 사실을 떠올리자. 언제든 그만둘 수 있다고. 새로 시작할 수 있다고.
- 주변 사람과의 의사소통이 가장 중요하다는 사실을 잊지 말자. 당신이 직장에서 겪는 우여곡절을 항상 가족에게 툭 터놓고 이야기하자. 그렇게 해서 고민을 풀어나감과 동시에 사랑하는 사람에게 조언도 받도록 하자.

+4년 사회적 지위 Social status

사회계층에 대한 이야기는 다루기 좀 민감한 문제이긴 하지만, 사회적 지위가 높고 명망 있는 사람일수록 장수한다는 연구 결과가 이미 많이 나와 있다는 이야기를 해야겠다. 이런 현상을 지위 신드롬이라고 하는데 역학자인 마이클 마못(Michael Marmot) 경에 따르면 이런 현상은 세계 어느 곳에서든, 어떤 문화에서든 발견된다고 한다.

사회적 지위와 수명 간의 연관성은 지금도 높지만 시간이 갈수록 점점 더 높아지고 있다. 20세기 말에는 의사나 변호사 같은 전문직에 종사하는 사람들이 별다른 기술이 필요 없는 육체노동자들보다 평균 4년 정도 더 산다는 통계가 나왔다. 아마도 가장 중요한 요소는 삶의 주인이 자신이며 자신이 모든 것을 통제할 수 있다는 생각, 사람들과 어울려 사회의 일원으로 역할을 다하는 능력, 그리고 실제 부와 자신이 생각하는 부의 일치 등이 아닌가 싶다. 이유가 무엇이든 간에 과학자들이 밝혀낸 바에 따르면 사회적 지위가 낮은 사람은 동년배의 부자보다 금방 늙어버렸고, 유전 물질, 즉 DNA가 더 짧고 낡아 있더라고 한다.

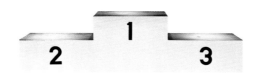

+2년 운동 Exercise

　　규칙적으로 운동을 할 때 이것이 정신 건강에 미치는 효과만 보더라도 수명을 2년 이상 연장시키는 정도가 된다. 하버드 동문 연구는 1916년에서 1954년 사이 하버드 대학과 펜실베이니아 대학 졸업생 7만 1천 명 이상을 대상으로 했는데, 이 연구를 통해 운동을 해서 일주일에 2천 칼로리 이상을 규칙적으로 연소시킨 사람들이 운동을 하지 않은 사람들보다 평균적으로 2년을 더 살았다는 사실이 밝혀졌다.

　　운동은 우리 몸의 거의 모든 장기에 마법과도 같은 놀라운 역할을 한다. 운동의 효과는 주로 신체에 나타나지만, 정신에도 놀라운 효과를 보인다. 운동 강도에 관계없이 일주일에 몇 시간 정도 운동을 하는 사람은 스트레스도 덜 받고 분노나 근심, 우울증에 빠지는 일도 드물었다. 이런 성향은 모두 심장병이나 요절과 관련된다.

　　일단 이런 정신적 즐거움을 맛보면 운동을 더 열심히 하게 된다는 것이 또 하나의 보너스다. 그러니까 이제 소파에 푹 파묻혀 있는 엉덩이를 빼내자. 운동은 하면 할수록 점점 더 쉬워진다는 사실을 알게 될 것이다.

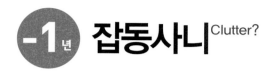

-1년 잡동사니 Clutter?

방이 어수선하면 정신이 혼란스럽고 스트레스를 받으며, 심지어 우울해지기까지 한다. 어수선한 방은 잠재의식에 스트레스를 심어주어 자율신경계를 휘젓는다.

잡동사니는 에피네프린과 코르티솔을 분비시켜 심장박동을 빠르게 해 혈압을 상승시킨다. 치워야 할 물건들을 파악했다면 망설이지 말고 얼른 내다버리자!

HOW 잡동사니 치우는 법

잡동사니는 하루아침에 생겨나는 것도 단번에 사라지는 것도 아니다. 당신 인생의 모든 잡동사니를 치워버릴 시간을 따로 마련하자. 지저분한 방을 치워야 하는 상황이라면 다음과 같이 해보자.

- 방, 사물함, 서랍 등으로 구역을 세분화해 한 번에 한 군데만 치운다.
- 물건을 넣어둔 장소를 다시 정리해 버릴 것은 버리고, 다음에 찾으려 할 때 금방 찾을 수 있도록 재배치한다.
- 몇 년 동안 한 번도 쓰지 않은 물건들은 처분해버린다. 자선단체에 기부하든지 필요로 하는 친구에게 준다.
- 도움을 청한다. 친구를 불러서 함께 쓰레기와 보물을 나눈다.

+2년 애완동물 Pets

당신에게는 사랑이 필요하다. 그 사랑이 이성 간의 달콤한 사랑이 아니라 애완용 거북이나 금붕어를 대상으로 하는 사랑이라고 해도 상관없다. 당신의 말을 들어주고 서로 사랑할 수 있는 대상이 있다면 수명을 몇 년은 연장할 수 있다. 애완동물을 키우는 사람은 병원에 가는 횟수와 우울증에 걸리는 일이 적다.

연구에 따르면 애완동물을 쓰다듬거나 곁에 두는 것만으로도 심장박동 수가 줄어들며 혈압이 낮아진다고 한다. 애완동물과 함께 있는 사람에게 암산을 시키거나 시험을 보게 하자, 심장박동 수나 혈압이 비교적 잘 유지되었다. 이런 현상은 시험을 보는 동안 애완동물을 동석시켰을 때 더 확연하게 나타났는데, 애완동물을 키우지 않는 사람과 비교하면 혈압 상승 폭이 절반밖에 되지 않았다.

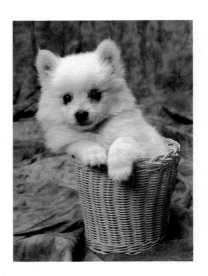

2002년 앨런(Allen), 블라스코비치(Blascovich), 멘데스(Mendes)가 뉴욕 사람을 대상으로 실행한

연구에 따르면, 개를 키우는 사람은 그렇지 않은 사람보다 심장마비를 겪은 후 살아남을 확률이 6배나 높았다고 한다.

　　또한 애완동물은 친구를 만드는 데 도움을 주기도 한다. 애완동물과 동반자 관계를 맺고 마음의 평안을 얻는 법을 배운 이들은 다른 사람과도 그런 관계를 잘 맺게 되기 때문이다.

+1년 웃음 Laughter?

아마 당신은 웃음이 건강에 커다란 도움이 되고 장수의 지름길이라는 사실을 본능적으로 직감할 것이다.

이 사실을 단적으로 증명해낸 연구 결과는 아직 나오지 않았지만, 몇 가지 실험에 따르면 코미디 프로그램을 자주 본 사람은 면역 기능이 개선되고 통증도 적게 느꼈다고 한다. 그런데 사실 웃음이 스트레스를 날려버리는 좋은 수단이기는 하지만, 장기적으로 신체 건강에 긍정적인 영향을 끼치는지를 나타내는 뚜렷한 증거는 아직까지는 없다.

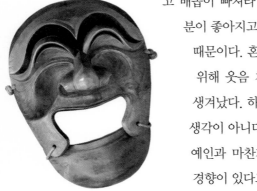

그래도 '그러면 무엇 하러 웃느냐'는 생각일랑 버리고 배꼽이 빠져라 크게 자주 웃어보자. 웃으면 기분이 좋아지고 전반적으로 삶의 질이 개선되기 때문이다. 혼자서는 제대로 웃기 힘든 사람을 위해 웃음 치료, 웃음 요가, 웃음 클럽까지 생겨났다. 하지만 코미디언이 되는 것은 좋은 생각이 아니다. 통계에 따르면 다른 계통의 연예인과 마찬가지로 코미디언 역시 요절하는 경향이 있다고 한다(98항 참고).

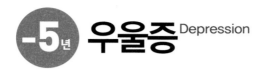

-5년 우울증 Depression

우울증은 당신을 질식시키는 암적인 요소다. '우울증'에 대한 정의는 사람에 따라 다르지만 행복을 별로 느끼지 못하고 희망 없이 걱정과 스트레스에 휩싸여 사는 정도가 되면 질병이라고 진단 내릴 수 있다.

우울증은 무언가를 해보려는 의욕을 빼앗아가고 사람을 우유부단하게 만든다. 결과적으로 우울증에 걸린 사람은 자존감이 낮아지고 백수가 되거나 자신의 직업에 만족하지 못하는 경우가 많으며, 사회로부터 고립되고 생활이 힘들어진다. 또한 술, 담배 같은 건강에 좋지 못한 것들을 입에 대게 되고, 정작 필요한 치료는 받지 못하는 경우가 많다. 이 모든 요인들이 장수를 가로막는다. 심한 만성우울증 환자의 경우 우울증이 심할수록 수명이 짧아지는 경향이 있다.

아직은 우울증이 어떤 방식으로 우리 몸의 질병 방어 능력을 떨어뜨리는지 확실히 밝혀내지 못했지만 여러 측면에서 한꺼번에 작용하는 것으로 추정된다. 우울증은 세균과 바이러스가 침투했을 때 맞서싸우는 세포들의 활성을 떨어뜨리기도 한다.

연구에 따르면 우울증에 걸린 사람은 병에 걸렸을 때 회복이 더디다고 한다. 우울증 때문에 수술을 받은 후 일상으로 돌아가고자 하는 의지가 약화된 것도 한 요인이 될 수 있다. 이 외에도 관상동맥질환 같은 중병 환자가 우울증에 걸리면 생존 기간이 짧아진다는 연구 결과가 있었다.

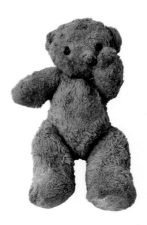

우울증이 암 발병에 기여한다는 가설은 논란의 여지가 많지만, 암 발병률을 높이고 암의 진행 속도를 빠르게 한다는 가설은 어느 정도 인정받고 있다. 암 치료를 받는 환자의 기분과 우울한 정도를 알아보는 것이 그들이 얼마나 더 살 수 있을지 예측하는 가장 신빙성 있는 지표다. 자신이 치료하기 어려운 심각한 암에 걸렸다는 사실 자체가 우울증을 유발하는 면도 있겠지만, 우울증이 암에 미치는 영향은 그것만으로는 설명할 수 없다. 우울증은 어려운 치료를 견뎌내고 자신의 병과 싸울 힘을 빼앗는다.

노인이 우울증에 걸리면 스스로 자신을 돌볼 능력이 떨어져 낙상하거나 사고를 당하거나 영양부족, 감염 등 건강상의 문제를 겪을 확률이 높아진다. 질병이라고 부를 만한 수준의 우울증을 겪은 적이 있는 사람은 치매에 걸릴 확률이 높고, 결과적으로 수명도 상당히 줄어든다.

우울증을 이길 방법은 많다. 운동은 우울증이 면역계에 미친 악영향을 뒤집을 수 있는 좋은 방법이다. 또한 몸에 좋은 음식으로 구성된 균형 잡힌 식사와 충분한 휴식, 친구나 가족, 이웃과의 교제 등은 우울증 극복에 많은 도움을 준다.

　　주요 우울증은 심각한 질병이다. 계속해서 기분이 좋지 않아 잠을 설치고, 집에서도 직장에서도 일상적인 활동을 계속해나갈 수 없으며, 미래에 대해 어두운 생각만이 머릿속을 지배하고 있다면 하루빨리 전문가의 도움을 받아야 한다. 의사는 가능한 치료 방법을 설명해줄 것이고, 당신에게 가장 적합한 방법이 무엇인지 알려줄 것이다.

+3년 명상 Meditation

동양인은 오래 전부터 건강과 장수를 위해 명상을 해왔다. 명상이 정신 건강에 좋은 영향을 끼친다는 것은 이제 세계적으로 인정받고 있으며, 만성질환에 시달리는 환자나 시한부 인생을 선고받은 환자의 스트레스를 줄여주기 위해 명상을 도입한 병원도 많다.

연구 결과 초월 명상법(1960년대 서양에서 유행하기 시작한 명상법으로 구체적인 명상 기술을 숙련시키는 데 중점을 둔다)이 혈압을 조절하고 동맥을 건강하게 하며, 심장질환의 위험성을 줄이는 효과가 있다는 사실이 밝혀졌다. 초월 명상법은 개인의 발전과 집중을 위해서도 사용할 수 있는 명상법이다.

명상이 어떤 방식으로 수명을 연장시키는지는 잘 모르겠지만, 아마도 스트레스를 줄여 스트레스로 인해 생기는 나쁜 효과들을 없애주기 때문이 아닌가 싶다. 규칙적으로 명상을 하는 사람들은 명상을 하면 마음이 평화로워지고 잠을 충분히 잔 것만큼이나 몸이 회복되며, 바쁜 일상의 스트레스를 떨쳐낼 수 있다고 이야기한다.

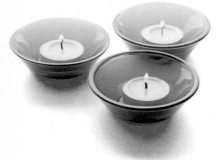

명상을 하면 기분이 좋아지고 걱정

근심이 달아나며, 부정적인 생각을 훌훌 털어버릴 수 있다. 그리고 명상을 규칙적으로 하면 집중력이 좋아지고, 직장에서 일을 더 잘할 수 있으며, 다른 이들과도 쉽게 조화를 이뤄 원만한 사회생활을 할 수 있다고 한다.

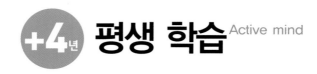

+4년 평생 학습 Active mind

독서는 당신을 살아 숨 쉬게 한다! 어릴 때 교육을 잘 받으면 나중에 나이가 들어서도 기억력이나 학습 능력이 잘 유지될 뿐만 아니라 자신을 효과적으로 돌보게 되어 건강하게 지낼 수 있다.

학교를 졸업했다고 해서 배우기를 멈춰서는 안 된다. 머리를 계속 훈련시켜라. 학습은 두뇌의 신경세포 간에 새로운 연결고리를 계속 생겨나게 하는데, 이것이 노화를 막아주는 해독제 역할을 한다. 지금까지 마음은 있었지만 배우지 못했던 기타를 집어들어라. 볼링을 배우고 꽃꽂이의 전문가가 되어보자. 새로운 음식을 만들어보거나 퇴근할 때 평소와는 다른 길로 와보는 등 일상에서 작은 반란을 일으켜보자. 이런 일들이 당신의 두뇌를 살짝 긴장하게 만들 것이다.

시카고의 러시(Rush) 대학병원에서 1993년부터 지금까지 시행해오고 있는 연구에 따르면 머리를 써야 하는 일들(라디오 청취, 신문 읽기, 박물관에 가기, 낱말 맞히기, 퍼즐 게임 등)을 곧잘 한다고 응답한 사람이 그렇지 않은 사람보다 알츠하이머병에 걸릴 확률이 반 정도밖에 되지 않는

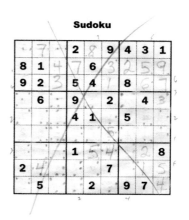

Sudoku

다고 한다.

　나이가 들어서도 계속해서 머리를 쓴다면 당신의 몸 역시 활기를 잃지 않을 것이며, 치매 및 기타 관련 질환에 걸릴 가능성도 또한 줄어들 것이다(92항 참고).

엄마 몸속에 잉태된 순간, 당신에게는 인생의 카드가 주어진다. 이 카드 즉 유전자는 당신의 건강과 수명에 강한 영향력을 행사한다. 유전자는 키, 지능, 질병에 걸릴 가능성을 완전히 결정하지는 못하더라도 꽤 큰 부분을 결정한다.

하지만 이 부분을 읽다가 실망감에 사로잡힌 채 책을 덮지는 말자. 유전으로 정해진 운명을 거스를 수 없다고 지레 포기하지 말자. 이미 물려받은 유전자를 바꿀 수는 없지만 이미 받은 카드를 잘 이해하고, 이것들이 당신의 미래에 어떤 영향을 미칠 것인지 파악해서 최대한 좋은 방향으로 활용할 수는 있다.

유전자가 당신의 몸을 완전히 결정하는 것은 아니다. 당신은 음식부터 시작해서 인생의 경험에 이르기까지 삶의 많은 요소들을 스스로 선택할 수 있다. 다음 파트에서는 신체 건강에 영향을 주는 요인들을 살펴보고, 이미 주어진 유전자를 잘 이용해 장수를 누릴 방법을 알아보려 한다.

PART 2 신체 건강

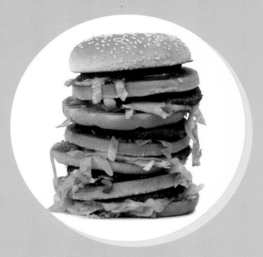

+10년 장수한 부모 Long living parents

장수가 유전된다는 사실은 수백 년 전부터 이미 잘 알려져 있었다. 부모님이나 조부모님이 장수했다면, 당신 역시 남들보다 오래 살 가능성이 높다. 이는 유전학적으로도 밝혀진 사실이다.

프레이밍햄(Framingham) 심장 연구를 통해 밝혀진 바에 의하면 부모님이 장수한 사람은 그렇지 않은 사람보다 중년이 되었을 때 심혈관계 질환 가능성을 높이는 인자들이 적었다. 이들은 담배를 피우지 않고, 혈압이나 혈중 콜레스테롤 농도도 낮으며, 신체 내 건강에 좋은 지방의 비율이 높았다.

100세 전후의 아시케나지(Ashkenazi) 유대인을 대상으로 한 연구에서 이들 장수 노인들의 'ApoC3' 유전자가 독특하다는 사실을 발견했다. 이 유전자는 우리 몸에서 건강에 좋은 방향으로 지방을 저장하고 분해하는 데 관련된다. 이들은 혈중 콜레스테롤 농도도 낮았고, 혈압도 높지 않았으며, 인슐린 감수성이 높아서 당뇨병에 걸릴 위험이 적었다. 이와 반대로 장수 노인들의 몸속에는 건강에 좋지 않은 'ApoE4' 유전자가 나타나는 비율이 낮았는데, 이 유전자는 동맥경화증(심장병의 원인)이 비교적 젊은 나이에 일어나게 한다. 또한 심혈관계 질환이나 알츠하이머병을 예방해주는 'ApoE2' 유전자의 비율은 높게 나타났다.

장수하는 사람은 영양 섭취나 운동, 휴식 등의 측면에서 아주 모범적인 행동을 했다. 그들을 보고 배운다면 금상첨화!

-10년 나쁜 유전자 Bad genes

우리가 물려받는 유전자는 수명을 결정하는 주요 인자 노릇을 한다. 나쁜 유전자는 당신의 목숨을 10년까지 빼앗아갈 수 있다. 유전자는 신체 건강에 영향을 줄 뿐만 아니라 건강을 유지하기 위한 사항들을 이해하는 지적 능력에도 관여하기 때문이다. 지능, 상식, 성격은 모두 유전자의 지배하에 놓이는데 이것들이야말로 건강에 필요한 것들을 충족시키고 질병과 싸워 이기게 하는 요소들이다.

그 중에서도 수명을 결정하는 데 결정적인 역할을 하는 것은 세포를 유지하고 스스로를 치료하는 유전자다. 예를 들어 백 세 이상 장수한 노인의 몸속에는 PARP-1이라는 유전 물질이 일반인보다 많이 나타났는데, 이는 치유에 관련된 주요 화학 전달물질이다.

장수하는 사람은 신체에 이상이 생겼을 때 효율적으로 치유될 뿐만 아니라, 유전 질환도 잘 발생하지 않는다. 백 세 이상 장수하는 노인에게는 암이나 혈관질환, 두뇌나 신경퇴행성 질환, 당뇨와 관련된 유전자가 잘 발견되지 않는다(21항 참고).

노화 과정은 각 염색체(유전자를 포함하는 세포핵 내의 물질) 끝 부분에 있는 작은 구조물인 말단 소립에 의해 조절되는 것 같다. 말단 소립은 세포가 분열할 때마다 조금씩 닳아서 점점 짧아진다. 결국에는 이 부분이 너무 짧아져 더 이상 세포가 분열할 수 없게 되고, 이로써 새로운 조직이 생기지 않으면 그때부터 노화 관련 변화들이 나타난다.

유타(Utah)의 과학자들은 60세가 되었을 때의 말단 소립 길이를 알수 있다면 수명을 예측해볼 수 있다고 했다. 말단 소립이 긴 사람은 짧은 사람보다 평균적으로 5년을 더 살았다. 60세 때 말단 소립이 가장 짧았던 사람은 심장질환에 걸릴 확률이 세 배, 사망 확률이 두 배에 가까웠으며, 사망 원인은 특히 심장병과 폐렴이 많았다.

노화를 막는 약물은 결국 말단 소립의 길이를 늘리는 역할을 하도록 개발될 것이다. 하지만 조심해야 한다. 과학자들은 이미 텔로머라아제라는 효소가 말단 소립의 길이를 늘릴 수 있다는 사실을 알고 있다. 하지만 이 효소는 암 세포에서 특히 많이 발견된다. 이 효소 때문에 암 세포가 계속해서 분열하고 성장해나가는 것으로 추측된다.

당신의 유전적 운명을 최대한 유리하게 만드는 법

- 가족의 역사를 연구해서 내가 어떤 유전자를 지니고 있는지 파악한다.
- 내 유전자에 맞는 가장 적절한 생활습관을 들인다. 만약 콜레스테롤 수치가 높아지는 유전 성향을 타고났다면 젊은 시절부터 콜레스테롤 섭취를 제한하고, 필요하다면 조기에 치료받을 수 있도록 노력한다.
- 내가 쉽게 걸릴 수 있는 질환은 정기검사를 받는다.
- 질병에 걸렸을 때 병원에 찾아가 의사와 상의해 적절한 조치를 취한다.

유전자는 수명을 결정하는 데 25퍼센트만 효과를 발휘한다. 환경과 우연의 영향이 훨씬 강력하기 때문에 우리는 유전자의 영향으로부터 벗어나기 위한 노력을 할 수 있는 것이다.

-5년 외동아이 Only child?

당신이 형제가 많은 집안에 태어났다면 대가족 안에서 살아남는 것이 어떤 일인지 잘 알고 있을 것이다. 피로에 절어 있는 부모님의 주의를 끌기 위한 다툼, 저녁 밥상에서 맛있는 음식을 조금이라도 더 먹기 위한 눈물 나는 경쟁. 아마도 외동아이가 누리는 평화와 부모님의 전폭적인 사랑이 부러웠을지도 모른다.

하지만 다시 생각해보자. 당신은 커가면서 점점 사람이 많은 가족이 주는 '보호'를, 당신을 둘러싼 많은 사람들이 주는 장점들을 깨닫기 시작했을 것이다. 몇몇 연구에 따르면 우리 조부모 세대의 사람들 중 형제가 많은 사람이 적거나 없는 사람보다 더 오래 살았다고 한다. 외동아이는 그렇지 않은 사람보다 수명이 5년 정도 짧다. 부모의 입장에서도 아이를 많이 키우면 비슷한 효과를 얻는다. 당신이 젊을 때는 아이가 많아서 지쳐 쓰러질 것만 같지만 아이들이 자라고 나면 당신이 늙어서도 계속 살아가도록 힘을 주는 존재가 바로 그 아이들이다.

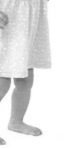

+10년 여자라서 행복해요! Girls rule!

전 세계 국가 대부분에서 여성이 남성보다 평균 수명의 10퍼센트가량 오래 산다. 미국과 북유럽 지역의 경우 백 세 이상 살 확률은 여성이 남성보다 6배 높았다.

이러한 수명 차이는 환경, 유전, 문화, 인류학적 요소들이 복잡하게 얽혀서 나타난다. 한 가지 설명 가능한 생물학적 요인은 성 호르몬의 역할이다. 남성 호르몬인 테스토스테론은 공격적이고 경쟁을 좋아하는 행동과 관련되는데 이런 특성은 폭력, 사고, 위험한 행동을 유발하기 때문에 수명을 줄인다.

테스토스테론은 생리학적인 농도보다 훨씬 많이 주면 HDL('몸에 좋은' 콜레스테롤) 농도가 떨어진다. 하지만 이와는 반대로 여성 호르몬인 에스트로겐은 '좋은' 콜레스테롤의 농도를 높인다. 더군다나 여성의 염증성 반응은 남자보다 약해서(결과적으로 심각한 감염에 걸리기도 하지만) 관상동맥질환에 걸릴 가능성이 낮다.

말단 소립(22항)에 대한 연구 결과 역시 같은 결과를 보여주었다. 같은 연령의 여성과 남성을 비교했더니 남성의 말단 소립 길이가 더 짧았다. 이것은 남은 수명이 더 짧다는 이야기와 같다.

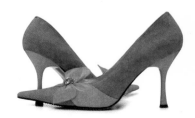

+2년 높은 지능 Intelligence

똑똑하면 더 오래 산다는 사실은 삼척동자라도 알 수 있다. 지적 능력이 뛰어난 사람일수록 건강을 유지하려면 어떻게 해야 하는지, 의료보험 같은 제도를 어떻게 하면 잘 활용할 수 있는지, 가장 좋은 치료법은 무엇인지 치밀하게 파악해 효과적으로 대처할 확률이 높다.

이런 특성은 부와 관계되어 나타나는 것일 수도 있다. 아이큐가 높은 사람은 보수가 높은 직업을 택할 가능성이 높고, 덕분에 건강에 도움이 되는 생활습관을 유지할 재력을 갖춰 더 좋은 의료 서비스를 받을 수 있다. 가난한 집안에, 혹은 사회적으로 불안정한 시대에 태어난다면 아무리 똑똑하더라도 어쩔 수 없이 스트레스를 받는다. 그러나 뭐니 뭐니 해도 가장 중요한 관련 요소는 흡연이다. 스코틀랜드에서 시행한 정신 건강 조사에 따르면, 조사 당시 지능지수가 낮았던 아이들이 추후에 폐암이나 위암 또는 심혈관계 질환에 걸려 사망할 가능성이 더 높았다. 이는 그 아이들이 성인이 되었을 때 담배를 피울 확률이 높았기 때문이라고 한다.

런던 경제대학의 학자들에 따르면 지능지수는 현대사회에 만연한 각종 위험 요소를 다루는 데 중요하다고 한다. 그들은 국제은행과 UN에서 얻은 자료를 분석해보니 선진국에서 수명에 지능지수가 미치는 영향력이 소득 수준보다 7~8배 더 크다고 보고했다. 그러나 현대사회에서 특징적으로 보이는 문제점들이 없는 후진국에서는 지능지수보다 경제적 능력이 훨씬 더 큰 영향력을 발휘했다.

 그러므로 만약 당신이 현대사회에서 살아가고 있다면, 두뇌 개발을 위해 끊임없이 노력해라. 만약 자신의 지적 능력을 높일 방법을 찾지 못하겠거든 머리가 좋은 사람을 파트너로 맞이해 당신을 돕게 하라.

+2년 정보 습득 Being informed

　　자신의 몸을 돌보거나 남들보다 빨리 늙지 않으려 노력할 때 정보는 그야말로 힘이 된다. 무지는 질병과 사망으로 가는 지름길이다. 노화에 따라 겪게 될 건강상의 문제나 질병에 대한 지식이 많으면 건강 상태를 잘 유지해나갈 수 있으며, 문제가 발생했을 때 금세 알아채고 재빨리 대처할 수 있다. 또한 진실과 과장 광고를 구분해서 어렵게 번 돈을 효과도 없는 건강 보조식품에 낭비하지 않게 하는 데도 정보는 힘을 발휘한다.

　　당신은 콜레스테롤 정상치가 얼마인지, 자신의 콜레스테롤 수치가 얼마인지 알고 있는가? 혈압에 신경 쓴 지 얼마나 됐는가? 건강검진을 어떤 것으로, 얼마나 자주 받아야 하는지 알고 있는가? 장수하고 싶다면 이보다 훨씬 많은 질문에 답할 수 있어야 한다. 이 책을 읽고 있는 당신, 이미 올바른 길로 들어선 셈이다!

건강에 대한 정보를 얻는 법

다음 질문에 답해보자.
- 나의 콜레스테롤 수치와 혈압은? 정상치는? 만약 내 수치가 높다면 낮출 방법은?
- 현재 나이와 가족의 병력을 고려해볼 때 내가 정기적으로 받아야 할 검진 항목은?
- 유전이나 직업, 습관 등에 의해 내가 걸리기 쉬운 질병은 무엇일까?

+5년 작은 키 Stay short

1970년대 미국에서 육상선수와 유명인들을 대상으로 데이터를 모아 분석해보았더니 키가 작고 몸무게가 적게 나가는 사람이 장수하는 경향을 보였다. 키 큰 사람들이 언제나 더 좋은 직장과 늘씬한 미녀를 얻는다는 주장이 있지만, 땅에 코를 더 가까이 대고 살아가는 삶은 나름의 달콤함이 있다.

1992년 세계보건기구에서 175센티미터가 안 되는 미국 남성이 키가 큰 사람보다 거의 5년을 더 살더라는 내용의 보고서를 발표했다. 정확한 원인은 밝혀내지 못했지만, 아마도 키가 큰 사람이 칼로리를 더 빠른 속도로 연소시키기 때문인 것 같다는 것이 그들의 설명이었다.

동물 실험에서도 같은 종의 개체 가운데 키가 더 작은 동물이 오래 산다는 사실이 밝혀졌다. 이때부터 시행된 연구에 의해 키가 큰 사람은 '공기 중의 오염 물질이나 화학 물질로 손상 입는 비율이 더 높다', '암에 걸릴 위험이 높다', '노화 관련 질환에 더 잘 걸린다'는 의견이 제시되었다.

-3년 비만Obesity

비만은 치명적이다. 비만과 건강 사이의 관계를 밝힌 연구논문은 셀 수 없을 정도로 많다. 비만 정도가 심할수록 심장마비나 뇌졸중, 암, 당뇨, 관절질환에 걸릴 확률이 높아진다. 대사증후군 환자, 즉 고혈압, 당뇨, 인슐린 내성, 고콜레스테롤 혈증을 보이는 비만 환자는 동년배의 정상 인구보다 단명할 확률이 세 배 높다.

2006년 미국 국립보건원 연구는 미국인 50만 명을 대상으로 했는데, 여기서 체질량지수(BMI)가 조금만 늘어도 수명이 상당히 줄어들 수 있다는 사실이 밝혀졌다. 담배를 피워본 적도 없는 중년 남녀가 단지 몸무게가 많이 나간다는 이유만으로(BMI 25~30) 수명이 줄어들 확률이 20~40퍼센트까지 커지는 것이다. BMI가 30이 넘으면 사망률이 비약적으로 높아진다. 비만 환자는 수명이 7년까지 줄어들 수 있다.

체중 조절이라고 하면 건강한 식습관과 운동을 빼놓고 이야기할 수 없다. 간단하다. 이 두 가지면 된다. 스스로를 속이지 않도록 일주일에 적어도 한 번은 몸무게를 재보자. 잘 지킬 수 있을 만한 식단을 만들어 충동적인 폭식을 피하는 한편, 즐기면서 꾸준히 할 만한 운동을 찾아보자. 다이어트 모임이나 상담소 등 당신의 결심을 견고히 해줄, 도움을 줄 만한 사람들을 찾아보자. 전문의에게도 체중을 줄이는 데 도움이 되는 치료가 없는지 문의해보자.

-1년 깡마른 몸매 Being underweight

너무 마른 체형도 건강에 좋지 않다. 연구에 따르면 BMI가 24.5 미만이 되었을 때 역시 사망 확률이 높아진다고 한다. 코펜하겐 예방의학원에 따르면 적당히 살집이 있는 편이 좋다고 한다. 그들은 연구를 통해 엉덩이가 너무 작은 여성보다 약간 엉덩이가 큰 여성이 심장병에 걸릴 확률이 적다는 사실을 밝혀냈다. 이 부위에 분포하는 지방에 아디포넥틴이라는 천연 소염 성분이 들어 있어서 이 물질이 동맥을 건강하게 한다. 엉덩이 둘레가 40인치가 안 되는 여성은 이런 혜택을 받지 못한다.

HOW — BMI를 측정하는 법

BMI 계산은 다음과 같이 한다

체중(kg)을 키(m)의 제곱으로 나누면 된다. 예를 들면 키가 170센티미터이고 체중이 100킬로이면 BMI지수는 100÷(1.7×1.7) = 34.60이다. BMI 정상치는 18.5 ~ 25 사이다. BMI가 30이 넘으면 비만이며, 죽음에 한 걸음 다가선 셈이다. 하지만 BMI는 지방과 근육의 무게를 따로 구분하지 않으므로 근육이 발달된 사람에게는 적합하지 않을 수도 있다.

허리둘레

허리둘레는 BMI보다 체지방과 건강을 파악할 수 있는 좋은 척도로 인정받고 있다. 여성의 경우 32인치, 남성의 경우 37인치가 넘으면 심혈관계 질환 및 당뇨병에 걸릴 위험이 커진다.

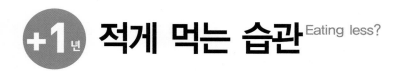

+1년 적게 먹는 습관 Eating less?

우리가 먹고 마시는 음식이 건강과 수명(현재 의학적인 관점에서 사람은 120세까지 살 수 있다고 한다)에 결정적인 역할을 한다는 데는 의심의 여지가 없다. 1930년대에 시행된 식사 관련 연구에 따르면 칼로리 섭취를 제한한 실험동물의 수명이 연장되었다고 한다. 이 동물들에는 실험용 쥐, 지렁이나 파리 같은 무척추 생물이 포함되었다. 그렇다면 사람은 어떨까?

사실은 이렇다. 우리 몸에서는 정상적인 노화 과정으로 염증이 진행되는데, 이런 현상은 특히 신경계와 두뇌에서 확연하게 나타난다. 그런데 음식을 적게 먹으면 몸속의 염증 정도를 줄일 수 있으며, 두뇌가 스스로를 치유하는 능력을 키워줄 수 있다. 이 가설이 만약 옳다면 먹는 양을 줄이거나 일시적으로 금식하는 것이 수명을 늘리는 데 도움이 될 것이다. 2년 동안 하루에 1,000~1,500칼로리만 먹으면 수명이 1년씩 늘어나는 것이다. 하지만 애석하게도 이런 전략이 인간에게서 통한다는 과학적인 증거는 아직까지 없다.

칼로리 섭취와 식사 횟수를 줄이려는 시도는 해볼 만한 가치가 있다. 하지만 너무 심하게 해서는 안 된다. 칼로리와 영양소를 너무 적게 섭취하면 오히려 건강을 해칠 수 있다. 몸의 면역 기능이 떨어져 감염이나 기타 질환에 걸리기 쉬워지기 때문이다.

음식 냄새만 맡고 식욕을 억제하려 노력하지 마라! 이렇게 하면 배만 더 고플뿐더러, 초파리(신기하게도 사람처럼 노화되는 생물) 실험에서 밝혀진 바에 따르면 음식 냄새를 맡음으로써 칼로리를 제한할 때 얻을 수 있는 수명 연장 효과가 확 떨어진다고 한다.

-5_년 식탐 Food obsessions?

장수 인구에 대한 연구를 하던 과학자들은 히말라야 산맥 오지에 고립되어 살아가는 훈자족을 우연찮게 발견해냈다. 이 부족 사람들 중에는 백 세 이상 장수하는 사람의 숫자가 이상하리만치 많았다. 연구조사 결과 장수의 비결은 보잘것없는 살구 때문인 것으로 밝혀졌다. 훈자족은 높은 산으로 둘러싸인 계곡에서 세상과 동떨어져 최근까지도 살구, 호두, 메밀떡, 채소만 먹으면서 살아간다. 훈자족 사람들은 살구를 그냥 먹기도 하고, 즙을 내서 먹기도 하고, 과육을 저며 피부에 바르기도 하고, 그 씨로 불을 때기도 한다. 이들은 서양 사람이 자주 걸리는 암이나 심장병에 거의 걸리지 않는다.

과학자들은 살구에 카로티노이드라는 항산화 물질(34항 참고)이 많이 함유되어 있다는 사실을 언급하면서 그 밖에도 스트레스가 적은 생활습관, 끊임없는 육체노동, 원시적인 동굴 생활 등이 훈자족의 장수 비결이라고 이야기한다.

주위의 환경 때문에 어쩔 수 없이 지방이 적은 음식을 먹긴 하지만, 결과적으로 이들은 칼로리를 적게 섭취한다. 이런 식습관은 장수 지역으로 유명한 또 한

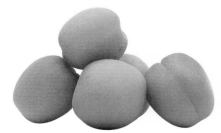

곳 일본의 오키나와 지역 사람들과 유사하다. 오키나와 사람들 역시 일본 전체 평균보다 칼로리를 20퍼센트가량 적게 섭취한다. 소식하는 습관은 노화 관련 연구에서 아주 중요한 부분이다(30항 참고). 하지만 한 가지 음식만 계속 먹어서는 절대 안 된다. 왜냐하면 균형 잡힌 식사를 하지 않으면 중요한 영양소가 결핍되어 오히려 수명이 5년쯤 줄어들 가능성이 매우 높기 때문이다.

+3년 비타민 Vitamins

비타민이 중요하다는 사실은 이미 수백 년 전부터 알려져 있었다. 고대 이집트 사람은 간을 먹으면 야맹증(이제는 그 원인이 비타민 A 결핍이라는 사실이 밝혀졌다)을 예방할 수 있다는 사실을 알고 있었고, 레몬과 라임은 18세기 영국 해군에서 괴혈병(비타민 C 결핍으로 발생하는 병)을 예방하기 위해 처음으로 사용되었다.

비타민은 우리 몸의 필수 대사 반응을 위해 아주 소량만 필요하며, 건강을 위해 없어서는 안 되는 영양소다. 비타민이 없으면 질병에 걸려 일찍 죽고 말 것이다. 하지만 비타민을 보충해서 먹었을 때 건강에 좋은 영향이나 장수 가능성이 높아지는 효과가 있는지에 대한 과학적 근거는 아직 없다.

균형 잡힌 식단으로 각종 비타민을 충분히 먹도록 신경 써야 한다. 하지만 일부 학자들은 비타민 권장량이 그저 비타민 결핍에 의한 질병에 간신히 걸리지 않을 정도의 최소량이며, 건강 증진 효과까지 누리려면 이보다 훨씬 많은 양을 먹어야 한다고 주장한다.

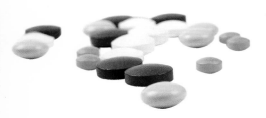

논문에 따라 서로 다른 연구 결과를 보이고 있기는 하지만 비타민을 충분히 섭취하면 수명을 늘릴 수 있는 것만큼은 확실한 것 같다. 일일 영양 섭취

권장량을 항상 최신 버전으로 파악하고, 보조제를 먹을 필요가 있는지 전문의와 상담해보자.

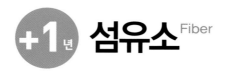

+1년 섬유소 Fiber

섬유소를 많이 먹으면 변을 보기 쉽다는 사실은 이제 누구나 다 알고 있다. 하지만 수명도 늘어날까? 유감스럽게도 이를 완벽하게 밝혀낸 연구 논문은 아직 없다. 섬유소는 특히 심혈관계 질환과 암 예방에 도움이 된다고 알려져 있지만 섬유소를 많이 먹게 해서 실험한 연구에서는 결과가 일정하게 나오지 않았다. 일부 실험에서는 질병으로 인한 사망을 줄이지 못했다고 했으나, 또 일부 실험에서는 심장병 발병 가능성을 28퍼센트나 줄였다는 결과가 나왔다.

그러나 암을 예방하는 효과에 대한 근거는 명확해, 동물실험에서는 대장암을 줄이는 효과가 발견되었다. 실험을 통해 일부러 섬유소를 음식에 첨가해 먹게 한 경우에는 효과를 보지 못했지만, 일상적으로 섬유소를 많이 섭취하는 사람을 조사해보았더니 이런 효과는 사람에게서도 나타나는 것으로 보였다. 또한 최근 시행한 한 연구 결과에 따르면 시리얼이나 과일을 먹어서 섭취한 섬유소는 유방암 예방에도 효과가 있다고 한다.

섬유소를 많이 먹는 법

- 콩이나 과일, 야채에 들어 있는 가용성 섬유소를 먹어라. 콜레스테롤 수치도 낮아지고 음식의 흡수가 천천히 일어나서 혈당 조절에 도움이 된다.
- 홀그레인(정제하지 않은 통 곡식—옮긴이) 시리얼, 과일, 야채에 들어 있는 비가용성 섬유소를 먹어라. 장 운동이 활발해진다.

이 영양소는 예전부터 몸에 좋다는 소문이 많이 돌았다. 아직 진짜 가치는 확실히 밝혀지지 않았지만, 지금으로서는 일단 계속 잘 먹는 편이 좋다. 긴 안목으로 내다봤을 때, 섬유소를 많이 먹는 것은 수명을 1년 이상 늘려주는 것으로 밝혀질 것이다.

+2년 항산화 물질^{Antioxidants}

우리 몸이 나이가 들어감에 따라 퇴화되는 이유를 화학적으로 생각해보았을 때, 가장 유력한 용의자로 지목받는 것이 바로 산화반응이다. 정상적인 대사과정 중에 활성산소라는 불안정한 분자들이 생겨난다. 우리를 둘러싼 환경 속에 활성산소의 생성을 늘리는 요소들이 있다(67항 참고). 활성산소는 산화반응을 일으키는데, 이는 우리 몸의 세포와 조직에 손상을 주고 치명적인 질병을 일으키는 것으로 알려진, 매우 위험한 물질이다.

하지만 불행 중 다행으로 자연 속에는 산화반응의 해독제인 항산화 물질이 존재한다. 항산화 물질은 활성산소를 쓸어내는 역할을 한다. 하지만 이런 항산화 물질의 농도는 나이가 들어감에 따라 점점 줄어들어 결국 우리 몸의 세포와 조직은 손상된다. 나이가 들수록 항산화 물질을 더 많이 먹고, 활성산소를 늘리는 오염물질을 피하면 산화반응으로부터 우리 몸을 지킬 수 있다.

음식 속에 들어 있는 항산화 물질의 종류는 매우 다양하지만 그 중에서도 베타카로틴과 비타민 A, C, E가 가장 중요하다. 하지만 이 물질들을 보조제로 복용하게 하고 실험한 결과는 그다지 희망적이지 못했다. 특정 비타민을 단독으로 먹거나 항산화 물질과 섞어 먹거나 혹은 복합 비타민 형태로 먹었을 경우 심혈관질환을 예방하는 효과는 아주 적거나 거의 없었다는 연구 결과도 있었고, 베타카로틴은 암을 예방하는 효과를 보이기

는 했으나 다른 이유로 사망할 가능성을 오히려 높인다고 하는 연구 결과
도 있었다. 그러나 보조제보다는 음식을 통해 항산화 물질을 많이 섭취하
는 사람을 조사해보았더니 알츠하이머병에 걸릴 확률이 줄어드는 등 희망
적인 효과가 발견되었다. 음식 속 다양한 화학 물질들이 서로 복잡하게 작
용해서 이런 효과를 낸 것이 아닌가 싶다. 일단은 몸에 좋은 음식을 챙겨
먹으면서 보조제를 섭취했을 때 어떤 효과가 있는지에 대한 연구 결과를
기다려보도록 하자.

-1년 단 음식 Too much sugar?

치과의사라면 누구나 단 음식이 수명을 줄인다는 사실을 잘 알고 있다. 단 음식을 자주 먹으면 충치가 생기고, 충치가 심해 이가 빠지면 건강에 좋은 음식을 제대로 먹을 수 없게 되니 결과적으로는 무덤에 일찍 들어가게 될 것이다. 치과 기술이 발달하고 불소치약이 생기기 전에는 이런 일이 왕왕 일어났다(슬프게도 치과에 갈 돈이 없는 사람은 아직도 이런 일을 겪는다). 하지만 요즘에는 단 음식을 먹고도 충치가 생기지 않도록 하거나, 이미 생긴 충치를 잘 치료받는 경우가 더 많다.

규칙적으로 이를 잘 닦고 정기적으로 치과에 가서 검진을 받는다면, 단 음식을 피하지 않아도 되는 것 아닐까?

설탕을 적게 먹으면 그만큼 살이 덜 쪄서 비만과 관련된 질병이 발생할 위험이 줄어든다. 또한 설탕이나 단 음식을 줄이는 것은 식이조절에 아주 중요한 요소로, 건강 상태를 개선하고 장수를 누리는 데 필수적인 역할을 한다(30항 참고).

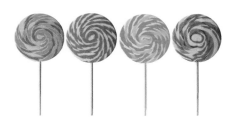

-4년 패스트푸드 Fast food

음식 제조업자들은 항상 도전에 직면해 있다. 맛이 있으면서도 유통기한이 꽤 길어야 하고, 수익도 많이 남길 수 있는 음식을 만들어야 한다. 이 요구조건들을 만족시키기 위해 그들은 음식에 방부제, 정제당, 수소화 기름이나 트랜스 지방 등 영양학자가 보면 놀라 소리를 지를 만한 끔찍한 물질들을 첨가한다.

원숭이에게 트랜스 지방이 많이 든 패스트푸드를 먹였더니 칼로리는 똑같지만 불포화 지방산이 많이 든 음식을 먹게 한 원숭이보다 뚱뚱하고 허리둘레도 더 커졌다. 패스트푸드를 먹은 원숭이는 인슐린 내성을 보이기 시작했는데, 이것은 당뇨병의 초기 징후다. 6개월이 지나자 트랜스 지방 원숭이는 전보다 7.2퍼센트 몸무게가 늘었고(다른 그룹 원숭이보다는 1.2퍼센트 늘어난 셈), 복부지방은 30퍼센트 늘어났는데, 이 특성들은 모두 심장질환과 관련된다. 패스트푸드를 자주 먹는다면 수명이 4년 줄어든다고 생각하면 된다.

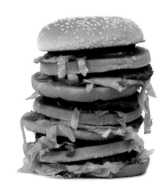

+5년 채식 Mediterranean diet

지중해 연안 사람들에게 내린 축복은 아름다운 태양과 바다뿐이 아니다. 과학적인 연구 결과에 따르면 지중해 연안 사람들은 장수를 누리고 심장질환에 걸릴 확률이 낮은 축복받은 민족이다. 그들의 식생활은 심장질환을 포함한 모든 종류의 질병으로 인한 사망률을 줄여주고, 알츠하이머병에 걸릴 확률을 40퍼센트나 낮춰준다고 한다.

이 지역 주민은 과일, 야채, 견과류를 엄청나게 많이 먹고 정제된 음식은 거의 먹지 않는다. 과일과 야채를 하루에 2~5인분만큼 더 먹으면 암 발병률을 상당히 줄일 수 있다. 채식주의자는 고기를 먹는 사람보다 요절할 확률이 20퍼센트나 낮다는 연구 결과도 있다.

전반적인 생활습관 역시 매우 중요하다. 이들의 문화에서 건강상 간과할 수 없는 중요한 요소를 발견할 수 있는데 그것은 그들이 많이 움직이고 서로 잘 어울린다는 사실이다.

HOW

주방에 항상 비치해둬야 할 음식

장수하는 데 도움이 될 만한 음식으로는 과일, 채소, 콩, 견과류와 등푸른 생선 등이 있으며, 붉은 고기나 유제품은 거의 먹지 않는 게 좋다. 술은 적당히만 마신다.

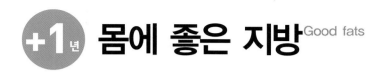

+1년 몸에 좋은 지방 Good fats

지방은 꼭 필요한 영양소이기는 하지만, 만약 당신이 사망률 상위를 차지하는 심장질환을 피하고 싶다면 지방을 잘 골라 먹어야 한다. 지방에도 몸에 좋은 것과 좋지 않은 것이 있다. 몸에 좋은 지방을 골라 먹기만 해도 수명을 1년은 늘릴 수 있다.

섭취하는 전체 지방 양을 조절하는 것(하루 칼로리 섭취량 중 지방에서 나오는 것이 11퍼센트를 넘지 않는 것이 좋다)도 중요하지만, 이보다도 심혈관계 질환을 일으키는 주범 중 하나인 LDL-콜레스테롤('나쁜' 콜레스테롤) 섭취를 줄이는 것이 중요하다. 포화 지방산, 트랜스 지방산, 그리고 콜레

HOW **몸에 좋은 지방을 먹는 법**

- 지방을 통해 얻는 에너지가 1일 총 칼로리 섭취량의 25~35퍼센트를 넘지 않아야 한다.
  - 기름을 먹어야 한다면 불포화 지방산을 먹어라.
  - 포화 지방산을 먹는다면 전체 칼로리의 7퍼센트가 넘지 않게 한다.
  - 트랜스 지방산을 먹는다면 전체 칼로리의 1퍼센트가 넘지 않게 한다.
  - 하루 섭취하는 콜레스테롤의 양이 300밀리그램을 넘어서는 안 된다(심장병에 이미 걸려 있다면 200밀리그램이 넘지 않도록 조심하라).
- 가공 식품에 숨겨져 있는 기름을 주의하라. 포장지에 쓰인 내용을 항상 점검하라. 트랜스 지방을 피하고, 수소화된 기름보다는 수소화하지 않은 식물성 기름이 좋다는 사실을 유념하라.
- 마가린이나 버터를 피하라.

스테롤은 심혈관계 질환의 발병을 부추기는 지방들이다. 트랜스 지방은 LDL-콜레스테롤 농도를 높이고 HDL-콜레스테롤('좋은' 콜레스테롤) 농도는 낮추는 기능을 한다. 반면에 불포화 지방산은 이런 해로운 작용을 보이지 않으며, 오히려 LDL-콜레스테롤의 농도를 살짝 낮춰주는 효과까지 있다. 몸에 좋은 지방을 골라 먹는 것이 얼마나 장수에 도움이 되는지는 아직 구체적으로 밝혀지지 않았지만, 이 지방이 심장병이나 수명 단축을 막는다는 근거가 발견되고 있으므로, 이런 지방을 골라 먹으려고 노력해서 손해볼 일은 없다.

음식 속에 흔히 들어 있는 지방은 포화 지방산인데, 이것은 버터, 크림, 우유, 치즈, 코코넛 기름, 팜유 등에 많이 함유되어 있다. 불포화 지방

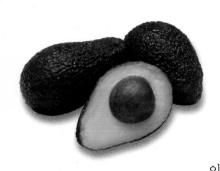

산은 생선(연어나 송어 등)이나 씨앗, 아보카도, 식물성 기름(올리브 오일이나 해바라기씨 기름)에 주로 들어 있다. 트랜스 지방은 동물성 식품에 조금씩 들어 있고, 식물성 기름을 수소화시켜 마가린이나 쇼트닝 등으로 만들 때 생겨난다. 이런 기름은 비스킷, 튀김, 케이크 등의 가공 식품을 만드는 데 주로 쓰

인다. 트랜스 지방을 쓰면 음식의 유통 기한이 길어지고 원하는 모양으로 만들기 쉬우며, 맛과 질감이 좋아지기 때문에 식품 생산업자들이 많이 사용한다.

총 지방 섭취량, 포화 지방산, 트랜스 지방의 섭취를 줄이려면 저지방 유제품(탈지유 등)과 살코기를 사거나, 고기를 먹기 전에 눈에 보이는 기름을 걷어내고 조리하는 것이 좋으며, 기름을 적게 사용하는 조리법(튀기거나 볶는 것보다는 굽는 방법)을 이용한다. 버터 같은 포화 지방산보다는 불포화 지방산(올리브 오일이나 해바라기씨 기름)을, 그것도 아주 소량만 사용하도록 하자.

+3년 미네랄 Minerals

필수 영양소인 미네랄은 우리 몸에서는 전혀 생성되지 않기 때문에 음식물이나 기타 보조제를 통해 보충해야 한다. 미네랄은 건강 유지에 필수적인 역할을 담당할 뿐만 아니라, 면역계가 제대로 작동하게 하기도 한다. 하지만 노화가 진행됨에 따라 음식을 제대로 챙겨먹지 못해서, 몸에서 요구하는 양이 늘어나서, 몸에서 빠져나가는 양이 많아서 등의 이유로 미네랄이 결핍되기 쉬워진다. 이런저런 이유 때문에 미네랄이 부족해지면 수명을 줄이는 질병에 걸릴 수 있다. 예를 들어 마그네슘 섭취량이 부족한 사람은 2형(인슐린 비의존성) 당뇨에 걸리기 쉽고, 셀레늄 섭취가 부족한 사람은 면역 기능이 떨어지고 암에 걸릴 확률이 높아진다.

칼슘은 뼈에 좋고, 철은 피 속에서 산소를 운반하며, 셀레늄은 효소를 구성한다. 마그네슘은 우리 몸의 생화학적 반응을 도우며, 아연은 세포가 노화되어 퇴축되는 속도를 늦춘다.

미네랄 섭취를 늘릴 방법은 얼마든지 있다. 먼저 음식을 다양하게 먹자. 서로 다른 음식에는 서로 다른 미네랄이 들어 있다. 예를 들어 연어, 정어리 같은 생선을 먹으면 칼슘을 섭취할 수 있고, 붉은 고기, 달걀, 콩, 푸른 잎채소를 먹으면 철을 섭취할 수 있으며, 고기와 콩을 먹으면 아연을 얻을 수 있다. 하지만 현대 기술로 재배, 수확하고 가공하는 과정에서 미네랄이 상당량 파괴된다는 사실을 유념해야 한다. 예를 들어 크롬과 셀레

늙은 유기농 음식에 더 많이 들어 있다. 미네랄 섭취를 늘리는 또 다른 방법은 보조제를 매일 먹는 것이다. 이 사항에 대해서는 전문의와 미리 상의해야 한다. 노인 특히 폐경기 이후의 여성은 칼슘 보조제를 먹으면 뼈 건강을 지킬 수 있다.

+5년 오메가-3 Omega-3s

자연이 우리에게 준 선물, 오메가-3는 다가(多價)불포화 지방산에 속하는 지방으로, 우리 몸이 성장하고 발육하는 데 없어서는 안 되는 영양소다. 오메가-3는 관상동맥질환, 고혈압, 당뇨, 관절염을 예방하는 데 탁월한 효과를 보인다.

원시시대부터 인간은 음식을 통해 오메가-3와 오메가-6를 거의 비슷한 비율로 섭취하고 축적하며 살아왔다. 그러나 이 균형이 지난 몇백 년 동안 식습관의 급격한 변화로 인해 깨져버리고 말았다. 현대인들은 오메가-6를 오메가-3 섭취량의 20~30배 정도 더 많이 먹는다. 이런 현상에는 음식을 만들 때 특정 식물성 기름을 많이 사용하게 된 것도 일조했다. 그로 말미암아 우리 피는 더 진해졌고, 결과적으로 혈관이 경련을 일으키는 일이 늘어났으며, 혈전이 형성되는 비율이 높아졌다. 오메가-3가 이러한 효과를 상쇄시켜 염증을 줄이고 혈전을 녹이는 역할을 하는데, 이런 역할을 해내는 데 지장이 없을 만큼 오메가-3를 충분히 섭취하는 사람은 매우 드물다.

이렇게 우리 몸에 이로운 작용을 하는 오메가-3 섭취량을 늘릴 방법에는 어떤 것이 있을까. 고등어, 연어, 정어리 같은 생선에서 나온 어유(魚油)는 오메가-3의 보고이므로 일주일에 2번 이상은 먹으려고 애써야 한다. 해바라기씨기름, 홍화유, 들기름, 옥수수기름을 쓰지 말고 대신에 아마씨기름, 호두기름, 카놀라유를 사용하자. 뒤에 언급한 기름에는 오메가 -3 알파 리놀렌산이 풍부하게 들어 있다. 전문의와 상담해 보조제를 복용하는 것도 좋다. 아마도 오메가 -3를 충분히 섭취하는 방법은 그것뿐인 듯하다.

+4년 움직이기 Getting active

운동을 하면 심장병, 당뇨, 대장암, 유방암의 위험을 줄일 수 있다. 38년 이상 지속되었던 하버드 동창 연구 결과 일주일에 다섯 번 한 시간씩 경쾌하게 걸으면 뇌졸중에 걸릴 확률이 거의 반으로 줄어든다는 사실이 밝혀졌다. 일주일에 다섯 번 30분씩만 걸어도 확률이 24퍼센트 줄어든다. 다른 연구 조사에서는 폐경기 여성이 매일 30분만 운동을 해도 유방암에 걸릴 확률이 절반으로 뚝 떨어진다고 했다. 운동을 하면 뇌세포의 활성도 증가한다. 일주일에 세 번, 45분씩 걸으면(혹은 춤추거나 수영을 하면, 선택은 자기 마음대로 하면 된다) 노화에 따른 지능지수 저하를 막을 수 있다.

혹시 당신은 운동을 시작하기에 너무 늦었다고 생각하고 있지는 않는가? 하버드 연구팀은 75세 이상의 노인이 담배를 끊고 지속적으로 운동을 하면 수명이 평균 2년은 늘어난다고 조언한다. "바빠 죽겠는데 운동할 시간이 어디 있어!"라고 투덜대기 전에 조금이라도 틈을 내서 하는 것이 전혀 안 하는 것보다 훨씬 낫다는 사실을 기억하라. 운동 시간을 잘게 쪼개서 해도 좋다. 결국 하루 운동량이 총 얼마만큼이었느냐가 중요하기 때문이다. 하버드 동창생 중 건강상 큰 문제가 없는 사람들을 살펴보았더니 주말에 운동을 몰아서(즉 일주일에 운동을 한 번이나 두 번만 하고, 그때 1,000 칼로리를 소모하는 등의 방식) 하는 것만으로도 수명을 늘리는 데 전혀 부족함이 없었다.

미국의 건강 동기부여 전문가 로버트 스윗갤(Robert Sweetgall)은 이렇게 말한다. "당장 바닥에서 엉덩이를 떼고 움직여라!"

-2년 너무 심한 운동 Over-exercising

1970년대와 80년대, 댄스 휘트니스가 운동의 세계를 갑작스럽게 점령해버린 적이 있었다. 운동 속도가 너무 빠르고 격해지면 우리 근육은 필요한 만큼 산소를 충분히 얻을 여유가 없어지고, 결과적으로 근육은 무산소 대사를 하게 된다. 그렇게 되면 근육 속에 젖산이 축적되어 다리가 욱신거리고, 칼로리가 엄청나게 소비된다.

운동을 너무 심하게 하면 금방 지쳐버린다. 쾌감을 느낀다는 사람도 있지만, 대부분은 온몸이 쑤셔 운동을 영영 포기해버린다. 또한 과도한 운동으로 부상을 입기도 한다.

반드시 격렬한 운동을 해야 하는 것은 아니다. 다른 것도 얼마든지 있다. 예를 들어 걷기, 그 중에서도 오르막길 오르기는 달리기만큼이나 효과가 있다. 느리더라도 꾸준한 것이 낫다! 경주에서 이긴 것은 토끼가 아니라 거북이였다는 것을 기억하자.

+3년 좋은 균형감각 Good balance

중국이나 동양의 여러 나라에서 아침 일찍 산책을 하다 보면 공원에서 태극권을 하고 있는 노인을 심심찮게 볼 수 있다. 이들은 노인의 주요 사망 원인 중 하나, 즉 넘어지는 일을 피하기 위해 나름의 최선을 다하고 있는 것이다.

인간이라는 동물은 근본적으로 불안정한 존재다. 두 다리로 걷기 때문에 땅에 닿아 있는 면적은 적고 무게 중심은 높은 곳에 있다. 넘어지지 않고 걷기 위해 우리는 균형을 잡는 복잡한 시스템의 도움을 받고 있다. 젊은 시절에는 기우뚱하거나 비틀거리거나 미끄러져도 곧바로 다시 일어설 수 있다. 만약 넘어진다 하더라도 최악의 상황은 팔이 부러지는 정도로 수명에 아무런 지장이 없다. 하지만 노인이 되면 우리 몸은 점점 넘어지기 쉽게 변해, 같은 일이 벌어졌을 때 똑바로 서기 어려워진다. 65세 이상이 되면 넘어질 뻔한 세 번 중 한 번은 결국 넘어지고 만다. 우리 몸의 보호 시스템이 사라지고 난 뒤에는 넘어지면 엉덩이뼈나 심하면 머리뼈가 깨질 수도 있다.

넘어지는 사고로 목숨을 잃고 싶지 않다면 근육을 강화하고 균형감각을 키우는 운동을 하라. 동양 사람들처럼 태극권 같은 운동을 통해 근육의 균형을 잡으면 위험을 반으로 줄일 수 있다.

-2년 나쁜 자세 Bad posture

　　지금 자세 그대로 멈춰라! 움직이지 말고. 지금 자신의 척추 모양이 어떤지 잘 살펴보라. 등을 한껏 구부리지는 않았는가? 불안정한 자세로 의자에 걸터앉지는 않았는가? 골반이 뒤틀려 있지는 않은가? 만약 그렇다면 당신은 지금 자신의 수명을 스스로 갉아먹고 있는 셈이다.

　　자, 이제 똑바로 앉아보자. 바닥에 발을 편안하게 붙이고 어깨를 활짝 편 다음 힘을 뺀다. 그러고 나서 심호흡을 몇 번 한다. 이 지극히 간단한 세 가지 동작만으로도 당신은 장수와 건강에 한 발 가까이 다가갔다. 기분이 좀 좋아지지 않는가? 우리 몸은 매우 정교하게 조율된 구조 공학 작품이다. 제대로, 건강한 방향으로 작동하고 움직이려면 완전히 정비되어 있어야 한다. 그러나 뻐딱한 자세로 있으면 근육과 힘줄, 인대에 비정상적인 부하가 걸리고 관절과 뼈, 근육에 무리가 간다. 아마도 내장 기관에까지 영향을 줄 것이다. 실제로 자세가 나쁘면 요통이나 관절염이 생기기 쉽다.

　　자세는 수면과도 여러 방식으로 관련된다. 요통이 심하면 일을 할 수 없고, 삶의 질이 낮아지며, 전신의 건강도 나빠진다. 통계적으로 허리가 구부러진 노인은 수명이 짧은 경향이 있으며, 사인은 심혈관계 질환인 경우가 많았다.

　　작업 환경이나 책상을 인체공학적으로 설계하면 자세를 바로잡을 수 있다. 척추치료 분야의 전문의를 찾아가 뼈와 근육을 제대로 자리 잡게 할 운동이 무엇인지 알아보고 지속적으로 실천하자. 허리와 복부 근육을 강하게 만들면 이 근육들이 척추를 똑바로 잡고 지탱해준다. 헬스클럽 트레이너에게 이 부위 근육 강화를 위한 프로그램을 안내받아 운동을 하거나, 평소에 요가를 하는 것도 좋은 방법이다.

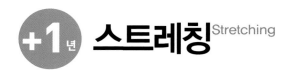

+1년 스트레칭Stretching

팔다리가 유연성이 부족해 뻣뻣하면 다칠 위험이 높고, 몸의 다른 부위에 비정상적인 스트레스를 주며, 요통이나 관절염 등의 문제를 일으킬 소지가 있다. 유연성이 부족하면 슬와부근(엉덩이 관절과 무릎 관절 사이를 잇는 근육 중 하나-옮긴이)이 긴장될 수 있는데 이것은 요통과 무릎 통증을 일으키는 주범이다.

유연성이 있으면 근육과 관절이 다칠 위험이 적고 근섬유나 인대가 찢어지는 일이 줄어든다. 운동을 하기도 쉬워지고 근육과 뼈에 지구력과 힘이 생긴다. 유연성은 균형을 잡는 데도 도움을 주어 넘어지지 않도록 한다(43항 참고). 몸이 유연해지면 기분도 좋아진다. 어떤 자세를 취할 때 버둥거릴 필요가 없다. 구부리고 찢고 흔들고 하는 움직임이 별다른 노력 없이 쉽게 이루어진다. 금방 춤이라도 추고 싶은 생각이 들 것이다(달리거나, 뛰거나, 테니스를 치거나. 자기가 좋아하는 것은 무엇이라도).

 유연성을 키우는 법

- 매일 근육당 15~30분을 스트레칭한다. 점점 움직임의 범위를 키워간다.
- 약간 당기는 느낌이 들 때까지 스트레칭한다. 아파지기 전에 움직임을 멈춘다. 근육이 이완되면 다시 당길 때까지 좀 더 근육을 뻗어본다. 스트레칭하면서 몸을 튕기면 다칠 위험이 있으므로 주의한다.
- 요가나 필라테스같이 스트레칭을 포함하는 운동을 한다.

-8년 장시간 텔레비전 보기|Couch potato

　　스탠퍼드 의과대학 연구진의 논문에 따르면 소파 위에서만 지내는 인생은 이미 끝난 인생이나 다름없다고 한다. 운동부족은 흡연이나 고혈압, 높은 콜레스테롤 수치만큼이나 수명 단축을 초래하는 것으로 알려졌다. 소파에서 뒹굴며 지내면 심장병, 당뇨, 요통에 걸리기 쉬워지고, 몸을 움직여 무언가를 할 때 넘어짐, 사고의 위험성이 높아진다.

　　스탠퍼드 대학 연구를 통해 운동 능력이 향상될 경우 사망률이 12퍼센트까지 낮아진다는 사실이 밝혀졌다. 그러나 운동을 너무 격렬하게 해서는 안 된다(42항 참고). 운동을 가장 효율적으로 하는 방법은 천천히, 꾸준히 하면서 운동의 강도를 높여가는 것이다.

　　운동은 아주 조금만 해도 도움이 된다. 영국 심장질환 지역 연구 결과 운동을 적극적으로 하면 사망률이 절반까지 줄어들 수 있으며, 운동량이 아무리 적어도 아예 하지 않는 것보다는 낫다는 사실을 알아낼 수 있었다.

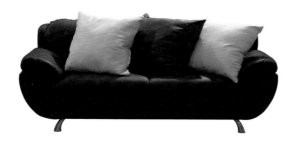

-5년 수면 부족 Not getting enough sleep

숙면을 취하면 노화 과정이 느리게 일어나며 수명이 길어진다. 이와는 반대로 수면장애가 있을 경우 쉽게 늙고 병들게 된다. 잠을 자는 중간에 여러 번 깨면 혈중 지방, 콜레스테롤, 코르티솔 농도가 높아지고 혈압이 오른다는 연구 결과가 있었는데, 이는 모두 심혈관계 질환의 위험 요인들이다. 뿐만 아니라 잠이 부족하면 뇌의 기능이 떨어지고 낮에 졸음이 와서 사고를 당할 확률이 높아진다.

학자에 따라서는 수면을 수명 예측에 가장 중요한 요인으로 꼽기도 한다. 콜레스테롤 수치나 혈압보다도 더 중요하다고 말이다. 1950년대 미국 암학회에서 대규모 연구를 했는데, 이 연구에서 하루 네 시간도 채 자지 않는다고 말한 사람의 사망률이 가장 높았다고 한다. 너무 많이 자는

숙면을 취하는 법

- 항상 일정한 시간에 잠자리에 들고 규칙적으로 긴장을 푸는 행동을 해서 몸과 마음을 쉬게 한다.
- 커피(디카페인도 마찬가지다), 차, 핫 초콜릿, 술 같은 자극성이 있는 음식을 밤늦게 먹지 않는다. 대신에 허브차나 우유를 마시는 것이 좋다.
- 자려고 누웠는데 20분 이상 잠이 오지 않는다면 잠시 일어나서 조용히 앉아보자. 텔레비전을 보거나 주변을 환하게 만들지 마라. 당신의 두뇌가 아침이라고 생각해 잠에서 깨어나려 할 것이다.

사람, 즉 하루 9시간에서 10시간 잔다고 한 사람 역시 사망률이 높았다. 최근 발표된 논문에 의하면 하루에 6시간에서 7시간 정도 자는 사람의 수명이 가장 길다고 한다.

+1년 낮잠 Napping during the day

열대지방 사람들은 예로부터 점심식사 후에 낮잠을 잔다. 이런 습관은 한낮의 뜨거운 태양을 피하기 위한 합리적 행동이다. 너무 더운 환경에서 일을 하면 몸에 무리가 오고 혈압이 높아지며 심장 박동이 빨라지기 때문이다. 낮잠이 정말로 건강에 좋을까? 여기에는 논란의 여지가 많다.

그리스 학자들이 시행한 연구에 따르면 매일 규칙적으로 30분 정도 낮잠을 자는 것이 특히 남성에게 심장병 예방에 도움이 된다고 한다. 이는 아마도 일 때문에 생기는 긴장과 스트레스를 풀어주기 때문인 것 같다. 일주일에 세 번 이상 약 30분씩 낮잠을 자는 사람을 연구해보았더니 심장마비 등 심장 관련 질환으로 사망하는 확률이 37퍼센트 줄어들었다는 보고도 있었다.

하지만 낮잠을 너무 오래 자면 수면 패턴이 망가지고 밤에 숙면을 취할 수 없다. 수면 폐쇄성 무호흡증 같은 위험한 질병 때문에 밤에 제대로 잠이 들지 못해 이렇게 낮잠을 오래 자게 되는 것일 수도 있다. 낮에 자꾸만 졸음이 온다면 병원에 가서 어디 문제가 있는 곳은 없는지 점검해 봐야 한다.

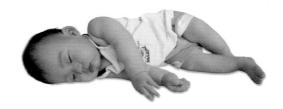

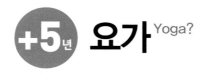

+5_년 요가 Yoga?

요가의 철학에 따르면 사람의 나이를 결정하는 것은 살아온 햇수가 아니라 척추의 유연성이다. 요가를 하면 척추에 유연성이 생기고 피부가 탱탱해진다. 몸 안에 쌓인 스트레스가 사라지며, 복부 근육이 강화되고 자세가 좋아져 노화 과정이 늦어진다. 요가에서 하는 깊고 규칙적인 호흡은 천식 등의 호흡기 문제 역시 완화시키고, 근육에 산소 공급을 늘려주어 근육을 튼튼하게 한다.

요가는 수명과 직접 관련된 모든 부위 즉 두뇌, 척추, 내장, 혈액 순환에 영향력을 미친다고 한다. 또한 뇌하수체, 갑상선, 부신, 생식선에도 영향을 준다. 요가를 하면 마음이 평화로워지고 노년이 되어서도 정력을 유지할 수 있다. 요가 철학에서는 물구나무를 서면 흰머리가 나는 것을 막을 수 있고(모근에 혈액 공급이 원활해지기 때문에), 얼굴에 주름이 덜 생긴다고 한다. 또한 목 근육을 눌러주면 눈과 귀가 좋아진다고 한다.

몸을 이완시키고 움직이는 요가 기술은 정신 건강에 도움이 되어 에너지가 넘치고 긴장이 풀리며 낙천적이 되도록 하는 효과가 있는 것만큼은 확실하다.

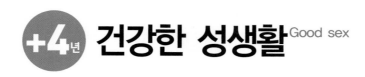

+4년 건강한 성생활 Good sex

놀라운 소식이 있다! 섹스가 건강에 좋다고 한다! 한 연구에 따르면 오르가슴을 느끼는 횟수가 많을수록 사망할 가능성이 낮아진다고 한다. 자주 오르가슴을 느끼는 사람(일주일에 두 번 이상)은 그렇지 않은 사람보다 사망 확률이 절반 정도밖에 되지 않는데, 이런 효과는 특히 심장병에 걸릴 확률이 줄어들기 때문에 나타난다. 뿐만 아니라 자주 사정을 하는 남성은 전립선에 암이 생길 확률이 줄어든다는 연구 결과도 있다.

성생활과 건강 사이의 관계를 조사한 비교적 오래된 연구 중에는 남성의 경우 성관계의 횟수가 사망률과 관계가 있었지만(예를 들어 스웨덴 학자가 연구한 바에 따르면 성생활을 그만두고 나면 남성의 사망 확률이 높아진다고 한다), 여성의 경우에는 횟수보다는 행위 자체를 즐기는지 여부가 더 중요했다는 내용의 논문이 있다. 배우자가 조루이거나 발기부전이어서 원만한 성생활을 하지 못한 여성의 경우 심장마비에 걸릴 확률이 높아졌다는 연구 결과도 있었다.

지금까지의 연구로는 아직 확실한 결론을 내릴 수는 없지만 일부 사회에서 전해져 내려오던 "성관계는 삶의 에너지를 빼앗고 건강을 해친다."는 고정관념은 어느 정도 깰 수 있었다. 또한 남성은 성관계의 횟수와 빈도를 중시하지만 여성은 그 과정에서 느끼는 정서적인 만족을 더 중요하게 여긴다는 기존의 막연한 생각을 뒷받침해주기도 했다. 그저 사랑하는 사람과 가까이 있고, 입맞춤도 하고, 부드러운 사랑을 느끼는 것이 정열적이고 화끈한 육체관계보다 여성의 건강에 더 좋다. 이 같은 이유 때문에 '나쁜' 성관계(즉 무감각하고 감정이 메마른 섹스나 그저 상대방이 지금 이 관계를 즐기는지 아닌지에만 신경 써야 하는)는 오히려 여성의 건강에 나쁜 영향을 미친다.

안정된 관계에 바탕을 둔 기분 좋은 성생활이 건강에 좋을 것임은 두 번 생각하지 않아도 알 수 있다. 친밀감, 편안함, 즐거움은 스트레스를 몰아내고 행복을 불러온다. 또한 이 과정에서 몸을 많이 움직이게 되므로 심혈관계의 건강에도 좋은 효과가 있다. 한 살이라도 젊었을 때 이런 효과를 많이 누리자!

-8년 위험천만한 섹스 _{Risky sex}

섹스는 건강에 좋다. 이 좋은 섹스를 왜 성병, 그 중에서도 HIV 감염 같은 몹쓸 병으로 더럽히는가?

HIV 바이러스를 품고 살아가는 사람 수는 전 세계적으로 엄청나게 증가해왔다. 무방비 상태에서 한 성관계는 당신에게 성병을 안겨줄 수 있다. 성병에 걸릴 위험은 자주 상대를 바꿔가며 관계를 하는 사람이 더 높다.

한때는 에이즈에 걸리면 무조건 죽는다고 생각했지만 의학이 발전한 지금은 에이즈로 진단받는 것이 더 이상 사형 선고가 아니다. 그렇다고는 해도 아직 에이즈는 불치병이다. 현대 의학으로 바이러스를 조절하고, 이로 말미암은 신체 손상을 최소화할 수는 있지만, 이 바이러스가 언제 내성을 띠어 심각한 증상을 초래하게 될지는 알 수 없는 일이다.

HIV 바이러스 감염, 즉 에이즈만 예방하면 되는 것이 아니다. B형이나 C형 간염 역시 섹스를 통해 전염될 수 있는 치명적인 질환이며, 일단 이 병에 걸리고 나면 오랜 기간 건강상의 이런저런 문제를 겪게 된다. C형 간염 환자의 70퍼센트 정도는 만성 간질환에 걸리고, 5퍼센트 정도는 그 때문에 사망한다.

매독, 임질, 클라미디아 감염, 헤르페스 같은 질병은 치료가 가능하기는 하지만 중대 질환을 유발해 삶의 질과 수명에 지대한 영향을 미칠 수 있다. 성병을 일으키는 세균 중 가장 흔한 것은 클라미디아인데, 이것은 증상이 없어서 자기가 이 세균에 감염된지도 모르는 사람이 옮기곤 한다. 이렇게 은밀하게 옮겨진 클라미디아는 특히 여성에서 심각한 증상을 보인다. 클라미디아에 감염된 여성은 골반에 염증이 생겨 만성골반통과 불임에 시달릴 가능성이 높아진다.

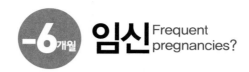

-6개월 임신 Frequent pregnancies?

불과 얼마 전까지만 해도 임신은 무척 위험한 일이었고, 이와 관련해 사망하는 일도 매우 많았다. 하지만 의학이 눈부시게 발달한 요즘 임신이나 출산 중에 사망하는 일은 이제 만 명에 한 명이 될까 말까 하다. 하지만 아직은 완전히 안전하다고 할 수 없다. 임신의 직접적 영향으로 죽는 경우도 있지만, 이미 내재해 있던 질병이 임신으로 더 심해져 사망하는 경우도 있다. 만삭이 될 때까지 유지되는 임신은 한 차례에 6개월씩 수명을 줄일 수 있다.

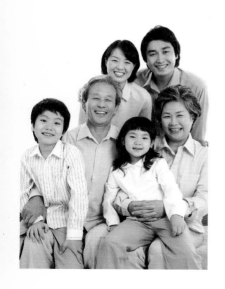

임산부가 사망하는 원인 중에 가장 흔한 것은 혈전 형성에 의한 것이고, 그 다음으로는 자간(혈압이 굉장히 높이 오르는 것), 출혈, 감염이 있다. 또한 임신과 출산의 합병증으로 심각한 질병에 걸리거나 장애를 갖게 되는 여성도 있다.

임신이 위험하다는 생각에 걱정이 된다면 아이들의 나이 터울을 고려해보라. 연구에 따르면 아이를 임신하는 터울이 6개월 미만이면 출혈, 조기 양막 파열, 감염, 빈혈, 사망의 확률이 높아진다고 한다. 반면에 터울이

59개월 이상이 되어도 자간 발생 확률이 높아진다.

그러나 엄마가 되는 과정에서 만나는 모든 위험 요소를 감안하더라도 가족을 만들고 함께 살아가는 데서 느끼는 무한한 행복이 있기 때문에 사람들은 아이를 갖는다. 임신은 수명을 늘려주지는 못하지만 분명히 삶의 질을 높여준다.

+1년 호르몬 치료Hormone replacement?

우리 몸의 호르몬은 나이가 들어감에 따라 점점 그 양이 줄어든다. 호르몬 수치가 떨어지고 질병이 생기기 시작하면 호르몬을 보충할 명분이 생긴다. 그러나 호르몬 대체 요법이 우리 몸에 이로우냐 해로우냐는 매우 논란의 여지가 많다. 1990년대 이후 폐경기 여성을 대상으로 여성 호르몬 대체 치료에 대한 연구가 광범위하게 진행되고 있지만, 아직은 확실한 결론이 내려지지 않았다. 연구 결과가 완전히 정반대로 나오는 경우마저 있어서 아직은 호르몬 대체 요법의 효용성에 대한 논란이 이어지고 있는 실정이다.

다른 종류의 호르몬 대체 치료 역시 아직 그 효용성이 입증되지 않았다. 건강한 노인에게 성장 호르몬을 주사했더니 근육은 커지고 체지방이 줄어들기는 했지만 근육의 힘이 세진 것은 아니었다. 이런 효과를 내는 데는 호르몬 요법보다는 근력강화 운동이 훨씬 싸면서 효과도 좋다. 성장 호르몬이 골밀도를 증가시키고 기분을 좋게 하는 등의 효과를 낼 수 있는지 역시 아직 밝혀지지 않았다. 부작용이 나타날 우려도 있으므로 과장 광고에 혹하지 않도록 조심하자. 최근 DHEA 보조제에 대한 연구에서 이 보조제가 호르몬의 농도를 높이기는 하지만 이를 통해 건강과 삶의 질에 지대한 역할을 하지는 않는다는 사실이 밝혀졌다. 마찬가지로 멜라토닌 보조제 역시 아직 그 효과가 밝혀지지 않았다.

나이가 듦에 따라 여성의 몸에서는 서서히 테스토스테론 농도가 감소하는데, 이런 효과는 자궁이나 난소를 적출해냈을 때 더 빠르고 심하게 나타난다. 승인받지 않은 보조제가 현재 판매되고 있는데, 이 호르몬 대체 요법은 폐경기 증상 완화를 위해 사용된다. 호르몬 보조제는 반드시 먹기 전에 전문가와 상의한 다음 결정해야 한다.

호르몬 치료

여러 호르몬이 노화 진행에 따라 농도가 떨어진다.

- 여성 호르몬인 에스트로겐과 프로게스테론 농도는 폐경기에 줄어든다. 성기관의 조직이 얇아지고 요도 감염 확률이 높아지며 골다공증과 심장병 발병률이 높아진다.
- 성장 호르몬과 테스토스테론 양이 줄어들어 근육량이 줄고 지방 조직이 커진다.
- 췌장이 인슐린을 제대로 만들어내지 못해 당뇨에 걸릴 수 있다.
- 부신에서 생산하는 DHEA는 성 호르몬의 전 단계 물질인데, 이 호르몬의 농도가 꾸준히 조금씩 떨어진다.
- 갑상선 호르몬 농도가 떨어져서 피로, 우울증, 변비, 피부와 모발이 건조해지는 현상 등이 나타난다.
- 멜라토닌 농도가 떨어져서 신체 리듬을 제대로 조절할 수 없게 되고, 면역 기능 역시 떨어질 수 있다.

+6년 건강한 이와 잇몸 Good dental hygiene

미국 치주과학회에서 이와 잇몸 건강을 잘 유지하면 주된 사망 원인을 예방해 장수할 수 있다고 발표했다. 우리 입속은 항상 세균으로 가득 차 있는데, 이 세균이 혈액 속으로 들어오면 건강에 부정적인 영향을 미친다. 잇몸이 건강하면 세균의 침입을 효과적으로 물리칠 수 있다. 하지만 잇몸을 제대로 돌보지 않아 치주염이라는 잇몸 감염이 일어나면 잇몸의 방어 체계가 무너져 세균이 혈액 속으로 들어오게 된다. 최근 연구에 따르면 치주염은 심장병, 당뇨, 호흡기 질환과 관련되어 있다고 한다. 치주염 역시 나이가 들어 온몸의 염증 수치가 증가하면서 발병률이 높아진다(이 사실이 중요한 이유는 30항 참고).

이와 잇몸을 자주 깨끗하게 닦고, 치실을 사용하고, 정기적으로 치과에 가서 치아와 잇몸을 건강하게 유지하자. 치과에 자주 가면 혹시 입 안에 암이 생기더라도 조기에 발견할 수 있다.

-4년 나쁜 의사 Bad doctor

자신의 건강 상태를 제대로 알고 조언해줄 담당의사를 섭외하고 정기적으로 상담한다면 장수하는 데 도움이 될 것이다. 당신의 담당의사는 당신이 가진 특수한 의학적 사정을 이해하고 유전적 특성 및 사회적 지위까지 파악해야 하며, 필요한 예방 접종과 정기 건강검진 계획을 짜서 유방암, 대장암 등의 암을 예방할 수 있도록 도와줄 것이다.

좋은 의사를 찾는 가장 쉬운 방법은 친구나 잘 아는 사람에게 추천을 받는 것이다. 너무 아파서 급하게 찾는 일이 없도록 미리미리 알아보고 친분관계를 돈독히 해놓자. 장수하는 최선의 방법은 질병을 미연에 방지하는 것이다. 이미 붙은 불을 끄는 것으로는 부족하다. 마음을 정하기 전에 해당 의사에 대해 잘 알아보고, 그가 여성 건강이나 심장 등 특별 분야에 지식이 있는지도 알아보자. 전문 분야가 전반적으로 나와 잘 맞으면 더할 나위 없이 좋을 것이다.

주변을 한번 둘러보자. 당신이 지금 앉아 있는 방, 숨 쉬는 공기, 바깥의 날씨, 집 안으로 침투해 들어오는 눈에 보이지 않는 방사선 등은 수명과 삶의 질에 영향을 준다. 쌍둥이를 연구해보았더니(유전의 영향을 알아보기 위해 흔하게 쓰는 연구 방법이다) 선진국의 경우에는 수명에 유전이 미치는 영향이 약 25퍼센트에 지나지 않았다고 한다. 즉 수명에 지대한 영향을 미치는 요인들은 우리가 살아가면서 만나게 되는 것들이라는 의미다. 그중 가장 중요한 것은 우리가 살아가고 있는 환경과 그 안에서 마주치는 위험 요소들이라고 생각한다.

지난 몇백 년 동안 질병을 유발하는 환경 위험 요인이 엄청나게 바뀌었다. 이제 당신이 만나는 위험 요소들은 당신의 할아버지, 할머니가 겪던 것과 상당한 차이가 있다. 중세의 흑사병은 이제 더 이상 위협적이지 않다. 하지만 산업혁명 이후 시대를 살아가는 우리들은 각종 화학 물질과 오염 물질 등 환경 위험 요인들에는 익숙하다.

다음 파트에서는 우리가 살아가는 세상에 존재하는 노화 유발 요인들을 살펴보자.

PART 3 환경

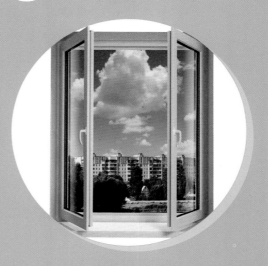

+10년 출생지 Place of birth

우리 수명에 영향을 미치는 여러 요인들과 밀접하게 연관되어 있는 문제가 어디에서 태어났는가 하는 것이다. 만약 당신이 선진국에 태어났거나 개발도상국의 부유한 집안에 태어났다면 수명이 10년쯤은 더 길어질 것이다. 출생지를 떠나 다른 곳으로 가더라도 여전히 당신은 그 혜택을 받는다. 출생지가 내포하고 있는 여러 요인들은 다음과 같다.

- 유전: 유전 양상은 지역에 따라 매우 큰 차이가 있다. 특정 지역에서 자주 발견되는 유전질환도 있다. 예를 들어 겸상적혈구빈혈증은 아프리카에 거주하거나 아프리카인 조상을 가진 사람에게 흔하게 나타나며, 낭포성섬유증은 영국 북부에서 종종 발생한다.

- 식습관: 어린 시절 형성된 식습관은 좀처럼 고쳐지지 않는다. 패스트푸드를 많이 먹고 자란 아이는 나이가 들어서도 계속 그런 식습관을 유지하게 되며, 패스트푸드로 인한 온갖 좋지 않은 영향 때문에 괴로워하며 여생을 살아가게 될 것이다. 반대로 어린 시절 건강에 좋은 음식만 먹고 자란 아이는 노년에 질병으로 고생할 가능성이 매우 낮아진다. 한 연구에 따르면 아시아인은 미국인보다 유방암에 걸릴 확률이 낮은데, 이는 아시아인이 야채와 콩을 많이 먹기 때문이라고 한다. 그런데 이 아시아인이 성인이 되어 미국으로 이

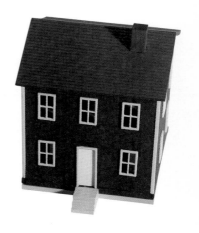

주해 가면, 암의 발병률이 조금이
지만 확실히 올라간다고 한다.
미국에서 태어난 아시아 이민자는
유방암 발병 확률이 60퍼센트 더 높
고 말이다. 어린 시절 형성된 아시
아식 식습관의 효과가 사라졌거나
서구식 식단의 해로운 효과가 발현
된 결과라고 생각된다.

- 건강에 대한 문화적 대응자세 차이: 각 사회에는 건강에 대한 미신이나
  속설이 있다. 어떤 것은 조상 때부터 전해져 내려온 것이어서 아무
  리 설득해도 사람들의 생각이 바뀌지 않는다. 이런 현상은 그들이
  나이 들어갈수록 점점 심해진다. 여성과 남성의 성 역할에 대한 사
  회적인 관점 역시 수명에 영향을 미친다. 부모님과 조부모님이 당
  신에게 가르쳐준 사고방식, 즉 담배를 피우는 것은 괜찮다거나 백
  신은 악마의 요술이라든가 하는 믿음은 평생에 걸쳐 당신과 함께
  할 것이다.
- 교육: 당신이 태어난 곳은 어린 시절을 보내는 곳이 되고, 거기서
  학교에까지 들어가게 된다(지역에 따라 학교에 가지 않는 경우도 있

다). 교육은 수명과 직접적인 관계가 있어서(20항 참고), 많이 배울수록 건강과 부를 누릴 확률이 높아진다.

• 어린 시절 앓은 병에 의한 장애: 엄마 뱃속에 잉태된 순간부터 아동기 전반에 걸쳐 우리는 전쟁, 사고, 질병, 오염 등 주변 환경의 영향을 받는다. 어릴 적 앓았던 병으로 생긴 장애는 평생 당신을 따라다닌다.

위의 사항 대부분을 피할 수 있었다고 해도, 어린 시절 몸과 영혼, 습관에 미친 환경의 영향은 당신의 건강과 수명에 지울 수 없는 흔적을 남긴다.

+3년 살기 좋은 기후 Comfortable climate

　살고 있는 곳의 기후는 여러모로 건강에 영향을 미친다. 너무 날씨가 추우면 저체온증, 독감, 기관지염, 폐렴 같은 감염질환에 걸릴 수 있고, 반대로 날씨가 너무 더우면 심장에 무리가 가고 탈수 증세를 보일 수 있다. 노인과 아기들이 이런 위험에 가장 취약하며, 독감이 유행할 때는 특히 조심해야 한다.

　겨울은 시원하고 여름은 따뜻한 것이 이상적인 기후다. 사르디니아(이탈리아 서쪽에 있는 섬-옮긴이)는 완벽한 기후를 보이는 지역이다. 이곳에는 100세가 넘도록 사는 사람들이 많다. 특히 남성의 장수 비율이 높은데, 이곳 주민 10만 명 중 13.56명이 100세를 넘긴 노인들이다. 일본의 오키나와 역시 평균 기온이 20도 정도인 온화한 날씨를 보이는 곳인데, 놀랍게도 10만 명 중 40명이 100세 이상 장수한다. 80세를 넘긴 사람은 앞으로 훨씬 더 오래 살 확률이 높다. 이런 곳에서는 가혹한 날씨를 견뎌낼 능력 따위는 필요 없다. 지금 당장 짐을 싸자!

+2년 안전한 집Home safety

누구나 교통사고를 두려워해서 운전을 조심스럽게 하려고 노력하지만, 사실은 길거리에서 죽는 일보다는 집 안에서 사고를 당해 죽는 일이 더 흔하다.

화재, 일산화탄소 중독, 화상, 넘어지는 사고, 익사, 충돌 등이 집 안에서 당할 수 있는 사고다. 집을 좀 수리하거나 새로 지으려고 한다면 이 같은 위험 요소들을 고려해서 안전 기준을 모두 준수하라. 계단에서 발을 헛디디기만 해도 병원에 입원할 정도로 다칠 수 있다.

집 안의 안전점검을 한 지 얼마나 되었는가? 한 번도 안 한 것은 아닌가? 아래 사항을 실행해 수명을 몇 년 늘려보자.

자가 안전점검 방법

- 화재를 일으킬 수 있는 요인을 찾아내어 제거하자(74항 참고).
- 연기 경보기가 제대로 작동하는지 점검하자. 잊지 말고 정기적으로 배터리를 갈아주자.
- 소화기가 어디에 있는지 파악한다. 제대로 작동하는지도 꼭 확인한다.
- 카펫이나 방바닥이 너무 미끄럽지는 않은지 체크한다.
- 배선 상태가 양호한지 점검한다.
- 문이 제대로 잘 맞는지, 유리는 강화 유리인지 확인한다.
- 집 안에 노인이 계시다면 안전을 위해 난간을 설치한다.

+2년 전망 좋은 방 Room with a view?

　　당신이 운이 좋아서 멋진 정원에 둘러싸인 기분 좋은 곳에 살거나 근무를 하게 된다면, 이런 환경이 당신의 삶에 얼마나 큰 행복을 가져다주는지 알게 될 것이다. 수술을 받은 환자가 전망 좋은 방에 입원하면 벽밖에 보이지 않는 방에 입원한 환자보다 회복이 빠르고, 퇴원도 빨리 한다는 연구 결과는 충분히 수긍할 만하다.

　　좋은 전망이 환자를 낫게 한다면 비록 우리들이 환자가 아니더라도 도움을 받을 수 있을 것이다. 전망 좋은 방에 있으면 기분이 좋아지고 스트레스가 풀려 삶이 만족스러워지고 앞날에 대한 희망이 샘솟는다. 가끔 의자를 창가에 끌어다놓고 밖의 풍경을 바라보자. 전망이 마음에 들지 않는다면 벽에 좋아하는 포스터를 붙이거나 그림을 그린다. 또는 밖으로 나가 당신이 좋아하는 풍경이 있는 곳을 찾아 매일 조금씩 시간을 보내보자.

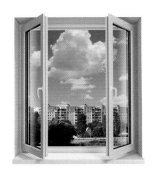

-3년 도시생활 City life

"공포에 떨면서 케이크를 먹고 술을 마시느니 차라리 마음 편하게 콩과 베이컨을 먹는 게 낫겠어." 이는 이솝 우화에 나오는 시골 쥐가 한 말이다. 도시에 사는 쥐는 시골에 사는 사촌 쥐가 먹는 음식을 비웃으며 도시에 가면 맛있는 음식이 많다고 뽐냈다. 그러나 초대받고 도시에 온 시골 쥐는 사나운 개에게 쫓기고, 도시생활의 각종 스트레스에 시달리다 못해 결국 집으로 다시 돌아갔다.

도시생활과 전원생활 모두 건강에 도움을 주는 측면이 있지만, 일반적으로 도시화가 진행된 나라의 국민 평균수명이 더 길다. 국가가 도시화되면 산업이 발전하고 부유해지며 사람들 간 의사소통이 활발해지고 사회보장 시스템이 잘 정비된다. 그러나 도시 안에는 극빈층 사람들이 모여 사는 판자촌이 형성된다. 이들은 자동차 매연이나 녹지 공간 부족 등 도시에서 마주치게 되는 문제점들을 고스란히 끌어안는다.

따라서 도시화된 국가에서 살아가는 것만으로도 장수에 도움이 되지만, 여유가 된다면 그 안에서 그나마 전원적인 면모를 가진 지역을 택해 살아가는 편이 좋다. 부득이하게 도시에 살아야 할 경우라면 근처에 산책할 만한 녹지가 조성되어 있는 곳을 골라 적극적으로 이용하자. 이것이 수명 연장에 도움이 된다는 사실은 이미 증명되었다.

후진국의 경우에는 이와 반대 현상이 나타난다. 후진국에서는 도시에 산다는 것이 무한한 가능성, 부, 장수를 의미한다(도시의 좋은 지역에서 살 수 있을 때 한해서이다). UN의 수명 통계 자료에 따르면 방글라데시, 아이티, 인도, 네팔, 니제르 등 소득 수준이 낮은 국가에서는 도심의 빈민가와 농촌 지역이 매우 유사성을 보인다고 한다.

-2년 공단 지역 Heavily industrialized zones

지금 숨 쉬고 있는 공기가 당신을 죽인다면 어떨까? 생각만 해도 오싹할 것이다. 연구에 따르면 산업화가 진행된 지역에 사는 사람은 공기 오염 때문에 수명에 악영향을 받을 수 있다고 한다. 오염에 의한 해악은 UN의 규제에 의해 서서히 줄어들고 있다. 예를 들어 이 규제 덕분에 지난 25년 동안 유럽에서 황에 의한 오염도가 3분의 2나 떨어졌다. 그러나 미세 입자는 측정이 불가능하다.

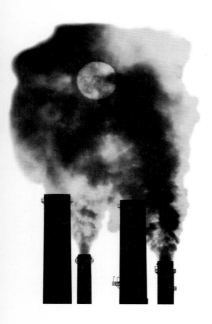

오염 유발 물질은 목재와 화석 연료를 태울 때 대기 중으로 빠져나가고, 자동차 배기관을 통해서도 방출된다. 이렇게 배출된 물질이 공기 중에서 섞여 오염물 가스 덩어리를 형성한다. 큰 덩어리들은 곧장 바닥으로 떨어지지만 미세 입자는 공기 중에 남아 바람을 타고 멀리 날아간다.

국제보건기구는 이 미세 입자가 호흡기로 들어가 폐에 도달했을 때 나타날 수 있는 여러 문제에 대해 경고해왔다. 호흡기질환과 심장질환이 발생하거나 기존 질환이 악화될 수 있다.

이제 짐을 싸서 시골로 내려가든가, 정부기관에 이에 대한 대책 마련을 촉구하자!

-6개월 전쟁 지역 War zone

전쟁은 수많은 사람의 목숨을 **빼앗는다**. 하지만 전쟁의 비극은 군인들이 죽는 데서 끝나지 않는다. 민간인들 역시 수명이 엄청나게 줄어든다. 전쟁 지역에서 1년 살면 수명이 6개월 정도 줄어든다.

전쟁은 우리에게 많은 희생을 치르게 한다. 제1차 세계대전에서는 천만 명에 달하는 민간인들이 죽었고, 제2차 세계대전에서는 3,500만 명이 죽어서, 전사한 군인들의 숫자(2,500만 명)보다 더 많았다. 히로시마에 투하된 원자폭탄은 한 방에 무고한 시민을 8만 명이나 죽였다. 베트남 전쟁에 사용되었던 화학무기, '에이전트 오렌지'라는 고엽제는 수십 년 동안이나 사람들에게 큰 해를 끼쳤다.

전쟁의 간접적 효과는 더 심각하다. 전쟁은 사회 기반을 뿌리째 뽑아버리고, 병원이나 학교, 급수원 같은 필수 기반 구조물들을 파괴한다. 사람들은 자신의 집에서 도망쳐나와야 하고, 경제 활동과 안전을 위협받으며, 지저분한 임시 대피소에서 제대로 먹지도 못하고 질병에 시달리며 살아가야 한다.

답은 간단하다. 오래, 건강하게 살고 싶다면 평화로운 세상을 염원해라. 지금 당신의 나라가 다른 나라의 억압을 받고 있어서 전쟁을 통해 자유를 얻어야 하는 경우가 아니라면 말이다. 이런 경우라면 전쟁이 수명을 늘려줄지도 모르겠다.

-4년 위험한 직장^{Workplace hazards}

직장이 따분하다고 불평하지 마라. 직장에서 걱정해야 할 것은 따로 있다. 석면, 먼지, 산업 화학 물질 또는 산업 재해와 부상 등은 확실히 위험한 요소들이다. 직업 관련 중대 질병이 이미 잘 알려져 있는 직업은 수명을 4년이나 줄일 수 있다.

직업에 따라 마주치게 되는 위험 요소가 다르며, 그것이 수명에 미치는 영향도 다르다. 병원의 방사선 사진 촬영기사가 받는 해로운 효과(방사선 피해)는 금속산업에 종사하는 노동자(금속 가루에 노출되기 때문에 폐암에 걸릴 확률이 높아진다)나 광부(석탄 가루를 몇 년 마시고 나면 진행성 폐질환, 진폐증에 걸릴 가능성이 높다)가 직면하는 위험과 분명 다르다. 위험 요소에 노출되고 나서 수년이 경과한 후에 질병이 발현되기도 하고, 또는 간접 노출로 발병되기도 한다. 건축 현장에서 일하는 남편을 둔 아내들이 남편의 옷을 빨고 흔들어 터는 과정에서 눈에 보이지 않는 석면 먼지를 흡입해 심각한 석면 중독을 일으킨 사례도 있었다.

직장 상사나 직장의 건강 및 안전 관련 담당자를 만나 이 직업과 관련된 위험 요소들을 물어보자. 또한 이런 위험 요인을 최소화할 수 있는 방법을 교육받자. 당신의 개인적인 건강 기록이나 유전질환 같은 요인들이 이 위험 요소들과 상호 작용할 수 있다. 예를 들어 화학 물질이나 금속을 다루는 일을 했을 때 유전적으로 천식에 걸릴 가능성이 더 높은 사람이

있다. 직장을 구하기 전에 이런 지식으로 무장해, 건강에 해로운 영향을
줄 수 있는 직업은 피하도록 하자(98항 참고).

-1년 소음공해 Noise pollution

소리를 좀 줄이거나 귀마개를 하자. 소음공해는 전 세계 사람들의 수명을 줄이는 주요 인자다. 세계보건기구 내 질병에 환경 소음공해가 미치는 영향 연구팀이 연구한 바에 따르면 만성소음에 시달려 수명이 몇 년이나 줄어드는 사람이 수천 명에 이른다고 한다.

소음이 건강에 해를 끼치는 가장 흔한 방법은 바로 세계인의 사망원인 1위, 심장병을 일으키는 것이다. 교통 소음에 장기간 시달리는 것이 관상동맥질환으로 인한 사망의 3퍼센트를 차지하는 것으로 알려졌고, 세계적으로 해마다 20만 명이 이 때문에 사망하는 것으로 추정된다. 소음은 만성 스트레스를 유발해 몸을 쉬지 못하게 해 긴장 상태를 지속시킨다. 심지어 잠을 잘 때도 두뇌와 몸은 소음에 계속 반응하고, 코르티솔과 에피네프린 같은 스트레스 호르몬을 뿜어낸다. 이 호르몬들은 심장과 혈관을 변화시켜 고혈압, 심부전, 심장마비, 뇌졸중 등의 위험도를 높인다. 심혈관계질병을 일으키는 만성소음의 역치는 50데시벨 이상이다(북적북적한 식당에서 들리는 소음보다 약간 덜한 정도).

쉬지 않고 계속되는 약간 웅성웅성하는 정도의 소음은 사람을 성가시게 하는데, 이 때문에 스트레스가 쌓여 수명이 줄어들 수 있다. 35데시벨 정도만 되어도 사람을 괴롭히고 건강에 위협이 된다. 밤에 들리는 소음은 숙면을 방해해서 피로가 쌓이게 하고, 쉽게 짜증내거나 공격적이 되게 한다.

+2년 햇빛 Sunshine

요즘 사람들은 햇빛이 피부를 손상시킨다는 사실을 잘 알아서 선크림을 듬뿍듬뿍 바르고 태양을 피한다. 하지만 이 과정에서 장수에 꼭 필요한 요소, 즉 비타민 D를 잃고 있다.

우리 몸은 햇빛을 이용해 비타민 D를 만든다. 더 구체적으로 말하자면 B 자외선(UVB)을 사용하는데, 이 빛은 자외선 중에서도 화상을 일으킨다고 하여 주로 선크림을 이용해 막는 파장의 빛이다.

비타민 D는 암, 다발성경화증, 류머티즘 관절염, 고혈압, 심혈관계 질환, 1형 당뇨병 등 우리 수명을 줄이는 갖가지 질병을 예방해준다. 비타민 D가 부족하면 근육이 약해져서 넘어지거나 뼈가 부러지기 쉽다. 이런 현상은 특히 노인에게서 쉽게 발생한다. 햇빛을 충분히 쬐지 못하는 사람은, 특히 겨울철에 우울증에 시달릴 수 있다. 이를 계절성 우울증이라고 부른다.

균형을 잘 유지하는 것이 무엇보다 중요하다. 건강에 도움이 될 정도로 UVB를 쬐되, 이것이 피부를 손상시키지 않을 정도에서 그친다. 계절과 현재 있는 곳의 고도, 하루 중 시간, 피부색을 고려해서 자신에게 꼭 맞는 시간을 계산한다. 대강 가이드를 제시하자면 팔과 다리, 손, 얼굴에 일주일에 두 번 10~15분 정도 햇볕을 쬐는 것이 무난하다. 이때 하루 중 햇빛이 가장 강한 시간(정오에서 오후 2시 사이)은 피하도록 한다.

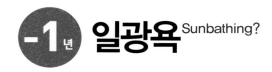

-1년 일광욕 Sunbathing?

일광욕이 위험한 가장 큰 이유는 너무 강한 자외선 사용으로 인해 피부암의 위험이 커지기 때문이다. 흑색종이라는 색소가 침착되는 피부암이 가장 위험하다. 흑색종은 빠른 속도로 퍼지며, 병세가 아주 공격적이고 치료하기도 어렵다.

동안을 유지하고 싶다면 자외선, 그 중에서도 피부의 노화를 촉진시키는 UVA를 피해라. 햇빛에 그을리는 것은 표피(피부 가장 바깥층)가 타버렸다는 의미이며, 햇빛에 계속 노출된 피부는 점점 얇아지고 약해진다. 피부 아래 결합 조직도 약해져서 힘이 없어지고 탄력을 잃는다. 이렇게 피부가 손상되면 깊은 주름이 생기고 볼과 코에 가는 핏줄이 서고, 주근깨나 기미 같은 색소 침착이 나타난다. 이런 현상을 아예 막을 수는 없지만 자외선을 피하면 피부를 어느 정도 보호하고 손상을 줄일 수 있다.

HOW 피부를 태양으로부터 보호하는 법

- 적당한 옷을 걸친다.
- 챙이 넓은 모자를 쓰거나 가능한 그늘로만 다닌다.
- 자외선 차단지수가 높은 선크림을 바른다. 자주 덧바른다.
- 하루 중 햇빛이 가장 강한 시간에는 가급적 밖에 나가지 않는다.
- 화상을 입을 만큼 강한 자외선을 피한다. 어린아이는 특히 조심해야 한다.
- 일광욕 침대에 눕지 않는다.
- 전에는 없던 점이 갑자기 생기면 암을 조기발견하기 위해 검진을 받는다(84항 참고).

-4년 활성산소 Free-radical damage

우리 몸은 활성산소라는 현미경으로도 보이지 않는 작은 물질로부터 끊임없는 공격을 받고 있다. 활성산소는 불안정한 원자로서 안정한 상태로 변하기 위해 주변 물질들과 반응한다. 활성산소는 우리 몸속에도 있고 주변의 환경 속에도 있다.

우리 몸속에서는 여러 가지 대사 과정의 산물로 활성산소가 끊임없이 생성된다. 이 중 일부는 면역 세포들이 몸속에 침투한 바이러스나 세균을 죽이기 위해 일부러 만들어낸 것이다. 그러나 활성산소는 DNA나 유전 물질, 세포막 단백질 등을 파괴해 세포 자체를 다치게 한다. 이렇게 해서 세포가 손상되면 노화가 진행되고, 암, 관절염, 심혈관계 질환, 알츠하이머병 등의 질병을 유발할 수 있다.

방사능, 담배 속의 화학물질, 석면, 석탄, 제초제 등 환경 속의 유해 물질 역시 우리 몸에 활성산소를 집어넣는다. 이런 환경 요인들은 활성산소 자체를 우리 몸속에 넣기도 하지만 신체 내에서 활성산소를 만들어내게 하기도 한다. 세포 내의 DNA는 하루에 만 개의 활성산소와 부딪힌다는 연구 결과도 있다. 폐는 특히 각종 오염물질이 흡인되어 들어오는 곳이기 때문에 활성산소의 공격에 취약해진다. 활성산소는 우리가 먹는 음식을 통해 들어오기도 하고, 직접 피부를 통해 들어오기도 한다(방사능처럼). 일단 몸속에 들어온 활성산소는 효소를 활성화시키고 염증을 유발하며 화학 신호를 일으키는데, 이 모든 과정이 조직에 해로운 작용을 한다.

건강하게 늙는 사람은 활성산소 공격을 덜 받은 사람이다. 일본의 오키나와 섬은 장수 지역으로 유명한데, 이곳 사람들을 대상으로 연구해보았더니 전통 방식을 고수하며 살아가는 사람은 혈중 활성산소 농도가 낮

활성산소의 피해를 막는 법

- 활성산소에 노출되지 않도록 노력한다.
  - 자동차 매연을 피하자. 매연에는 카드뮴이 많이 들어 있다.
  - 담배연기를 피한다(직접 흡연과 간접 흡연 모두 조심한다).
  - 살충제 등 합성 화학물질을 피한다.
  - 수은, 카드뮴, 납 같은 중금속을 피한다. 오래된 페인트나 파이프에는 납이, 특정 어류(황새치, 옥돔, 상어, 북대서양 고등어 등)에는 수은이 많으므로 조심하고, 하수도의 진흙, 비료, 색소, 건전지 속 액체도 만지지 않도록 한다.
  - 산업 폐기물에서 나오는 이온화 방사능을 피하고, 햇빛에 직접 노출되지 않도록 한다(66항 참고). 우주선(線), 의학용 방사선 역시 되도록 피하자.
- 지방과 당이 많이 든 음식이나 가공 음식은 되도록 적게 먹는다. 이 음식들은 몸속에서 활성산소 생산을 늘린다.
- 항산화 영양소를 많이 먹는다.

았다고 한다. 아마도 건강한 생활습관과 유전적 영향이 그들을 보호하고 있는 것 같다. 활성산소의 횡포를 상쇄하기 위해 우리 몸에서는 항산화 물질을 이용한다. 항산화 물질은 활성산소의 나쁜 작용을 막아주는 분자다. 그러나 노화가 진행되면서 우리 몸의 항산화 효율이 떨어지므로 항산화 물질을 적극적으로 찾아 먹으려는 노력이 필요하다(34항 참고).

+1년 방사선에 대한 지식Radiation awareness

지구는 기본적으로 방사능을 지니고 있다. 우리가 호흡하는 공기, 먹는 음식, 우리가 딛고 서 있는 땅 모두가 방사능을 내뿜는다. 최첨단 기술은 우리에게 방사능을 뿜는 기계들을 선물했다. 방사선 기계, 핵발전소뿐만이 아니다. 우리가 일상적으로 사용하는 연기 감지기나 사진복사기에서도 방사능이 발산된다.

우리 수명을 줄이는 방사선은 두 종류다. 하나는 이온화 방사선으로 화학 물질을 변화시켜 조직을 손상시키고, 나머지 하나는 비이온화 방사선으로 여기에는 저에너지 전자 방사선(송전선과 핸드폰 등에서 방출된다)과 극초단파 방사선(69항 참고)이 해당된다.

이온화 방사선은 암세포를 죽이는 방사선 치료에 사용된다. 따라서 이 방사선은 잘만 조절하면 수명을 늘려준다. 하지만 대개의 경우 이 방사선은 몸에 좋지 않은 역할을 해 세포가 자라고, 기능하고, 생식하는 방식을 바꿔버린다. 방사선을 높은 강도로 쐬면 조직에 있는 세포들이 빠른 속도로 전환되며 죽어버려 피부에 화상을 입거나, 빈혈을 일으키거나, 장벽이 소실되어버린다. 이런 작용은 아주 치명적이어서 강한 방사선을 쐰 사람은 곧 죽는다. 우리가 특히 신경 써야 하는 부분은 방사선을 소량씩 오랜 기간 쐬는 것이다. 이때는 암에 걸릴 확률이 늘어나는데 특히 폐암이나 혈액종양(백혈병)이 잘 나타난다.

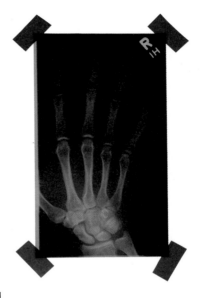

이온화 방사선의 85퍼센트는 자연 속에 존재한다. 방사선 총량의 절반 이상이 라돈(70항 참고)을 품고 있는 지구 표면에서 나오고, 바위, 흙, 건물로부터도 감마 방사선이 발산된다. 식물과 동물이 영양소를 흡수할 때 방사능 물질이 함께 들어가기 때문에 음식과 물에서도 방사선이 나오는데 차, 커피, 빵 같은 음식에는 방사선이 특히 많다. 사람 역시 방사능이 있는 음식을 먹기 때문에 방사선을 낸다.

태양과 우주로부터 들어오는 우주선(宇宙線)은 두꺼운 대기가 거의 다 막아주지만, 고도가 높고 공기가 희박한 고산지대에서는 우주선에 노출될 확률이 높아진다. 마찬가지로 비행기를 타고 움직일 때는 해수면 높이와 비교했을 때 100배나 되는 방사능에 노출되는 셈이다.

이 외에 사람이 만든 장치에 의해서도 방사선을 쐬게 된다. 병원에 가서 검사를 받거나 치료를 받을 때 우리는 방사선을 쐰다. 발전소는 환경 속으로 방사능 물질을 기체(핵발전소) 또는 재(화력발전소)의 형태로 쏟아놓으며, 핵발전소에서는 방사성 폐기물이 나온다. 하지만 실제로 발전소에서 나오는 방사선의 양은 매우 적어서, 바로 발전소 옆에 살아도 큰 해를 입지는 않는다.

HOW 이온화 방사선으로부터 자신을 지키는 법

- 불필요한 방사선 노출을 피한다.
  - 라돈을 접하지 않도록 노력한다(70항 참고).
  - 불필요한 엑스레이 사진을 찍지 않는다.
  - 비행기를 자주 타지 말고 고산지대에 가지 않는다.
- 직업상 방사선에 노출되는 일에 대해 잘 파악하고 이를 줄이기 위해 애쓴다. 연구에 의하면 비행시간이 5천 시간 이상 되는 조종사는 높은 고도에서 쐰 우주선 때문에 급성 백혈병에 걸릴 확률이 높다고 한다.
- 살고 있는 지역의 방사능 오염도를 파악한다. 주변 산업 시설에서 방사능 물질이 강이나 공기를 타고 흘러나오지는 않는지 조사한다.

-6개월 전자 방사선 Elecromagnetic radiation?

전자 방사선은 전기를 띤 입자들이 움직이면서 발생되는 전자파로 구성되며, 전파와 극초단파, 가시광선, X선이 여기 포함된다. 비이온화 방사선은 모든 전자 제품에서 나온다.

전자 방사선이 어느 정도로 건강에 나쁜가, 수명에 어떤 영향을 주는가 하는 것은 매우 논란을 불러일으키는 주제다. 건강에 좋지 않다는 결론을 낸 논문은 많지만, 그 위험성이 어느 정도인지, 어떤 사람들에게 특히 좋지 않은지, 어떤 상황에서 특히 나쁜지는 아직 밝혀지지 않았다. 사람들은 휴대폰이나 휴대폰 신호 송신탑, 전자레인지, 전선에서 나오는 전자파의 나쁜 효과에 대해 걱정한다. 그러나 전문가들은 송전선이 지나가는 아래 사는 것과 백혈병 사이의 연관관계나, 휴대폰을 많이 쓰면 뇌종양에 걸릴 위험성이 증가한다는 사실에 대해서는 의견 일치를 보지 못하고 있다. 역학 조사를 통해서는 비이온화 방사선에 자주 노출된 사람들에게서 암 같은 질병의 발병률이 높다는 증거가 제시되었지만, 이것이 실제로 질병을 일으킨 원인이었는지 밝혀내거나 이런 연관성이 나타나는 기전을 밝혀낸 연구는 아직 없다. 아마도 전자기장이 라돈 같은 발암 물질을 집중시키는 역할을 하는 것이 아닌가 하는 추측만 있을 뿐이다.

충분한 과학적 근거가 밝혀질 때까지 일단 가능한 한 비이온화 방사선을 피하는 것이 좋다.

-1년 라돈 노출 Radon exposure

우리가 쐬는 방사선의 절반 정도가 라돈에서 나온 것이다. 라돈은 지구 표면에서 스며나오는 기체로, 자연에 이미 존재하고 있다가 우리 집과 직장으로 찾아온다. 라돈은 우라늄이 방사성 붕괴되어 형성되는데, 지구의 어느 곳에서나 발견되지만 높은 지역이나 특정 지층, 특히 화강암층에서 많이 나온다.

실내에는 보통 아주 적은 양만 존재하지만 화강암과 우라늄 매장량이 많은 지역에서는 기체가 바닥의 균열 부위나 벽을 통해 건물 안으로 침투해 들어온다. 건물이 화강암으로 지어진 경우에는 이런 현상이 특히 심하다. 이 지역에 사는 사람들은 평균보다 5배 이상 방사능을 쐬게 되는 셈이다. 라돈에서 나오는 방사선을 장기간 쐬면 폐암에 걸리기 쉬운데, 담배를 피우는 경우에는 더욱 위험하다.

 라돈의 위험으로부터 벗어나는 법

- 거주 지역의 라돈 방출량을 알아본다. 방출량이 많은 지역에 살고 있다면 집 안의 노출량을 측정한다. 지역 대표를 찾아가서 이에 대해 상의해본다.

- 필요하다면 환기 시설을 바꾼다. 건물 아래에 추출 팬을 달면 라돈 농도를 줄일 수 있다. 건물을 지을 때 방습성 막을 바닥에 미리 넓게 깔면 비용을 절약할 수 있다.

- 라돈이 많은 지역에 사는 사람이 흡연을 하면 암에 걸릴 확률이 엄청나게 높아진다. 당장 담배를 끊어라.

+2년 손 씻기 Washing your hands

공중화장실에 들어갔다 나와서 손을 씻는 사람은 약 절반 정도뿐이고, 의사들마저 한 환자를 보고 다음 환자를 보러 가기 전에 10명 중 한 명 정도만 손을 씻는다고 한다. 사람 사이의 접촉을 통해 병이 퍼지는 가장 흔한 경로는 바로 손이다. 감기나 독감 같은, 기침이나 재채기로 바이러스가 퍼지는 질병의 경우에도 공기를 통한 전염보다는 감기에 걸린 사람이나 그 사람이 쓰던 물건을 만지거나, 그 사람이 잡았던 손잡이를 잡아서 바이러스가 옮겨가는 것이 가장 흔한 전염 경로다. 손을 씻으면 질병의 원인균도 함께 씻겨나갈 것이다.

손 씻기

손 씻는 법
- 비누를 사용하고, 20초 이상 흐르는 물로 손을 씻는다. 절대 비누를 아끼지 마라! (비누 대신 알코올이 함유된 세정제를 써도 좋다)
- 비누 거품을 내서 손과 손가락, 팔목의 모든 표면을 문질러라.
- 흐르는 물로 잘 헹구자.
- 먼저 종이 타월로 손의 물기를 씻은 다음 이것으로 수도꼭지를 돌려 물을 잠가라. 아니면 에어 드라이어로 손을 말려도 좋다.

손을 씻어야 하는 경우
- 화장실에 들어갔다 나온 후에
- 아기 기저귀를 갈아주거나 아기 변기를 만지기 전과 후에
- 음식을 만들거나 먹기 전에
- 코를 풀거나 재채기를 한 후에
- 아픈 사람을 돌보기 전과 후에
- 상처를 치료하기 전과 후에
- 동물을 만지거나 배설물을 치운 후에
- 쓰레기를 만진 후에
- 정원을 손질한 후에

+2년 화학 물질 사용 줄이기 Reduce chemical use

우리는 매일 수천 가지의 화학 물질을 만지며 살아간다. 우리가 먹는 음식과 빨래할 때 쓰는 세제, 제초제, 포장재, 장난감, 약, 옷 외에도 무수한 물질에 화학 물질이 포함되어 있다.

세제에는 발생할 수 있는 위험에 대한 경고문이 붙어 있지만, 이런 것이 쓰여 있지 않은 무수한, 그러나 일상생활에서 쉽게 마주치는 제품들은 가벼운 알레르기부터 천식이나 불임, 호르몬 불균형 등의 문제까지 일으킬 수 있다. 겉보기에는 이런 화학 물질의 피해와는 전혀 상관이 없을 것 같은 행위를 할 때도 우리가 모르는 위험한 화학 물질이 이 행위 결과 우리 몸에 해로운 작용을 할 수 있다. 예를 들어 주유를 하는 경우에 석유 증기가 대기 중으로 뿜어져 자신도 모르게 독성 물질 수백 가지를 마시게 될 수도 있다. 이때 몸에 해로운 탄화수소 및 첨가제, 벤젠이 나오는데, 벤

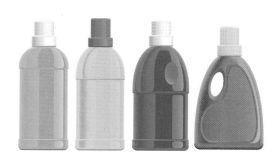

젠은 백혈병을 유발할 수 있다. 건축 자재 속에 들어 있는 석면은 폐암을 유발하는 물질로 널리 알려져 있다.

건강하게 오래 살고 싶다면, 우리 환경에서 만날 수 있는 화학 물질과 그것들이 갖고 있는 위험성, 그리고 그 물질들에 노출되지 않는 방법을 잘 알아야 한다. 친환경이나 유기농 제품을 사용하는 것이 가장 좋은 방법이다.

-2년 기생충 Dangerous parasites

애완동물을 안고 있으면 혈압이 안정된다(16항 참고). 그러나 여기에도 위험이 숨어 있다. 다음번에 비둘기에게 먹이를 줄 때는, 이웃집의 귀여운 도롱뇽과 놀 때는, 사슴 공원을 산책할 때는 눈에 보이지 않아도 그 동물 위에 살고 있을 아주 작은 생물체를 떠올려라. '숙주'인 애완동물이 아주 건강해 보이더라도 그들의 몸에 붙어 있는 미생물, 즉 세균, 바이러스, 곰팡이, 기생충 같은 것들은 매우 위험할 수 있다. 이 작은 생물들은 직접 접촉이나 음식, 또는 물을 통해 사람에게 옮겨붙어 각종 문제를 일으킨다.

예를 들어 사슴 진드기는 사람 몸에 옮겨올 때 라임병(발열, 오한, 홍반, 만성피로 증상을 보이며, 관절통, 관절염, 심장 및 신경계 장애까지 일으키는 병-옮긴이)을 일으키는 세균을 업고 온다. 이 병은 관절, 신경, 심장 등 우리 몸의 여러 기관에 나쁜 영향을 준다. 이 병이 치명적인 장애를 일으키는 일은 드물지만, 치료하지 않으면 우리를 오랫동안 괴롭힌다. 마찬가지로 새에 서식하는 세균은 사람에게 쉽게 옮겨지는데, 이것이 폐렴을 유발해 심각한 상황까지 몰아갈 수 있다.

파충류의 살모넬라균, 개의 회충과 디스토마, 닭과 야생 조류의 독감균 등을 안다면, 동물에게 다가가기 전에 다시 한번 생각해보게 될 것이다. 동물을 만지고 나서는 반드시 손을 닦는 것도 잊지 말자(71항 참고).

+1년 화재 예방 Fire protection

　　당신의 집을 불길이 감싼다면, 캠프파이어를 하던 중 불길이 치솟는다면, 자동차에 불이 난다면 어떻게 대처해야 하는지 알고 있는가? 어떻게 할지 아느냐 모르느냐에 따라 생사의 갈림길에 서게 된다. 특히 집에 화재가 났을 때는 힘들게 불길로부터 탈출했다고 하더라도 연기 때문에 죽는 경우가 많다.

　　집 안을 살피면서 화재가 시작될 만한 자리와 화재가 일어날 수 있는 경우를 생각해보자. 친한 소방관이 있다면 함께 다니면서 살펴보고, 아는 사람이 없다면 인근 소방서에 전화해서 소방관이 와줄 수 있는지 물어보자. 집에 화재가 나지 않도록 최대한 안전하게 만들어놓아라. 불이 당신을 죽이도록 내버려둬서는 안 된다.

 화재를 예방하는 법

- 연기 경보기의 배터리를 항상 새것으로 갈아둔다.
- 집 안의 모든 전자 제품들이 제대로 작동하고 있는지, 전선이 느슨해진 곳은 없는지 점검한다.
- 과부하가 걸린 곳은 없는지 점검한다. 예를 들어 텔레비전과 오디오, 컴퓨터, 비디오 게임기가 한 콘센트에 모두 꽂혀 있어서는 안 된다.
- 촛불을 켜둔 채로 방치하지 않는다.
- 잠자리에 들기 전에 전자 제품의 스위치를 내린다.
- 주방에는 불을 끄는 데 사용할 담요가 손이 잘 닿는 위치에 있어야 한다.

건강하지 않아도, 할 수 있는 것이 거의 없어도 그저 오래만 살았으면 좋겠다고 생각하는 사람은 없을 것이다. 우리가 오래 살고 싶어 하는 이유는 즐기며 살고, 노력해서 성취를 이루며 가족과 사랑과 성공, 부를 누리기 위함이다. 이를 위해서는 반드시 건강해야 한다. 여기저기 돌아다니며 사람들과 대화를 나누고 여러 가지 활동에 참가하고, 질병이나 통증 때문에 몸부림치지 않고 순조롭게 일을 할 수 있어야 한다.

'건강 기대여명'이라는 용어는 우리가 더 오래 살려고 애써서 얻기 원하는 것이 무엇인가 다시 한 번 생각하게 한다. 건강 기대여명이란 건강하게 살아갈 수 있는 햇수를 의미한다. 평균수명은 꾸준히 증가했지만, 건강 기대여명은 그만큼 빠른 속도로 늘어나지 못했다. 다시 말해서 나이가 들어가면서 건강 상태가 나빠진다는 의미다.

오래 살고 싶겠지만, 그것은 건강해야 한다는 전제 조건 하의 일이다. 이번 파트에서는 그저 수명만 늘리는 것이 아니라 고혈압이나 당뇨, 관절염같이 당장 죽음에 이르는 것은 아니지만 노년의 삶의 질을 떨어뜨리는 특정 질병을 예방하거나 다스릴 방법을 안내하려고 한다.

PART 4
질병 대처법

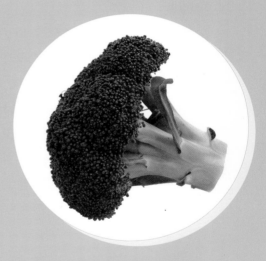

+2년 예방 접종 Vaccination

　　예방 접종은 아이에게만 필요한 것이 아니다. 아이가 곧잘 걸리는 감염성 질환에 어른도 걸릴 수 있으므로 필요한 예방주사를 잘 챙겨맞아야 건강한 삶을 오래 유지할 수 있다. 정기적으로 병원에 가서 예방 접종이 필요한지를 체크하면 수명을 2년이나 연장할 수 있다. 예방주사의 부작용은 거의 없거나 설사 있더라도 그 증상이 아주 미약하며, 예방주사를 맞지 않아 질병에 걸릴 때보다 피해가 훨씬 적다.

　　어릴 적 홍역, 유행성 이하선염, 디프테리아, 백일해, 소아마비 등 표준 예방 접종을 맞지 않았다면 병원에 찾아가 어떤 주사를 맞아야 하는지 상담해보자. 성인도 이들 질환에 감염될 수 있으며, 일부 질환은 어른이 되어서 걸렸을 때 증상이 더욱 심하게 나타나기도 한다.

표준 예방 접종

생후 2개월부터 13세 사이에 접종해야 하는 백신

- 디프테리아
- 파상풍
- 백일해
- 홍역, 유행성 이하선염
- 소아마비
- 인플루엔자(독감), 수두
- b형 헤모필루스 인플루엔자(Hib)
- 풍진
- 뇌수막염
- A형, B형 간염
- 폐구균

이 중 성인이 꼭 챙겨야 하는 것은 파상풍 예방주사인데 10년마다 새로 맞아야 한다. 파상풍은 전 세계 어디에서든 발견되며, 사망률이 20퍼센트에 이르는 위험한 질환이다. 정원을 가꾸는 사람들은 특히 주의를 기울이자. 파상풍을 일으키는 세균(클로스트리디아)의 포자는 매우 독하고 잘 죽지 않는데, 이 포자가 땅 속에 숨어 있다가 흙을 만지는 순간 피부에 난 상처를 통해 침투하기 때문이다.

해외에 자주 나가는 사람은 방문할 나라에 유행하는 질환에 대한 예방 접종을 조사해서 모두 챙겨맞도록 한다. 예를 들어 장티푸스가 흔한 남아프리카공화국을 방문하려는 사람은 출국 전에 장티푸스 예방주사를 맞는 게 좋다.

독감 예방주사 역시 나이가 들어갈수록 점점 중요해진다. 독감 바이러스는 계속해서 변이를 일으키기 때문에 독감에 대한 면역체계를 완벽히 갖추기란 불가능하다. 따라서 예전에 독감 주사를 맞았다고 해서, 아니면 이미 성인이 되었다고 해서 안심하면 안 된다. 또한 노인은 심장이나 폐 질환을 이미 앓고 있는 경우가 많으므로 특히 더 조심해야 한다.

챙겨야 할 예방주사가 또 있다. 65세 이상의 노인이나 만성질환을 앓고 있는 성인은 폐렴 예방 접종을 해야 하며, 이 주사 역시 10년마다 다시 맞아야 한다. 현재 연구 중인 백신들은 인류의 수명을 엄청나게 늘려줄 것이다. 인체 유두종 바이러스(HPV, 자궁경부암 등 생식기 관련 암을 유발하는 바이러스) 백신이 최근에 개발되었고, 이 외에도 암을 예방할 것으로 기대되는 백신들이 머지않아 시판될 예정이다.

+4년 정기 건강검진 Regular screening

원리는 간단하다. 질병은 조기에 발견할수록, 병으로 인한 신체 손상이 적을수록 치료가 쉬워진다. 질병을 조기에 발견하면 이 질병이 건강 기대여명이나 수명에 별다른 피해를 주기 전에 낫게 할 수 있다. 하지만 실상 우리는 증상을 그냥 지나치고, 병원에 가지 않으려 하고, 그저 증상이 저절로 사라지기만을 바라는 경우가 많다. 이상한 덩어리나 혹, 이유 모를 통증, 붉은 반점, 출혈 등의 이상 증상을 주의 깊게 살피는 것이 중요하다. 이상한 증상이 나타나면 되도록 빨리 병원에 가는 게 좋다.

소장의 작은 종양이라든가 아주 높은 압력으로 혈액이 통과하는 부분이 생긴다든가 하는 질병은 아무런 증상 없이 몸속에서 조용히 진행되는 경우가 많다. 발견하지 못한 종양이 자라 간까지 퍼져버리면 치료하기가 매우 어려워진다. 또한 혈압이 아주 높은 부분은 혈관을 찢어 치명적인 뇌졸중을 일으킨다. 이런 문제점을 초기에 발견해내기 위해서는 건강할 때부터 정기적인 건강검진을 받는 것이 유일한 방법이다.

예를 들어 혈압이 높은 줄도 모르고 한가로이 흡연을 즐기며 돌아다니는 사람은 5년 안에 100명 중 열 명은 심장마비에, 다섯 명은 뇌졸중에 시달리게 될 것이다. 만약 그들이 해마다, 하다못해 2년에 한 번만이라도 단 60초를 할애해 혈압을 체크했더라면,

금방 자신의 문제점을 알아내고 치료를 시작할 수 있었을 것이며, 결과적으로 사망이나 중증 장애를 미연에 방지할 수 있었을 것이다.

물론 건강검진에 단점이 있는 것도 사실이다. 건강검진 때문에 쓸데없는 걱정을 하게 되는 경우도 많다. 특히 테스트가 그다지 정확하지 않았거나 혹은 질병이 없는데 잘못해서 질병이 있다고 결과가 나온다면, 더 비싸고 몸에 해로울 수도 있는 검사를 받아야만 한다. 심화 검사를 받은 결

중요한 검진 항목

- 암
  - 유방암: 유전 검사, 유방 X선 사진, 신체검사
  - 전립선암: 전립선 특이항원(PSA) 검사, 직장 검사
  - 자궁경부암: 자궁경부 세포진 검사, 인체유두종 바이러스 감염 고위험군을 알아보기 위한 DNA 테스트
  - 대장암: 잠혈 검사(육안으로 발견하기 어려운 소량의 위장 관계 출혈 여부를 알아내기 위한 검사-옮긴이), 대장 내시경
  - 난소암: 유전 검사, 골반 검사, 초음파 스캔, CA-125 항원 검사

- 혈압: 정기적 혈압 측정
- 심장병: 심전도, 운동부하 검사, 콜레스테롤 검사
- 당뇨: 공복 시 혈당 측정
- 갑상선질환: 혈중 갑상선 호르몬 농도
- 신장질환: 신장 기능 혈액 검사, 소변 검사
- 위궤양, 십이지장궤양: 헬리코박터 감염 검사(호흡, 혈액, 대변)
- 녹내장 및 기타 안 질환: 동공 확장 검사, 안압 검사

과 아무런 문제가 없다고 나오면 애초부터 걱정을 할 필요도, 아픈 검사를 받을 필요도 없었던 셈이 된다. 의사와 상담해 어떤 검사를 받아야 하는지, 얼마나 자주 반복해서 받아야 하는지를 알아보자.

+12년 약 챙겨먹기 Take your pills

　　의학의 도움을 받으면 질병을 예방하고 수명과 건강 기대여명을 동시에 연장시킬 수 있다. 의사들은 약물이 줄 수 있는 효과에 대한 풍부한 전문 지식에 기초해서 처방할 것이다. 그런데 많은 약물들, 그 중에서도 당뇨나 고혈압 같은 만성질환 환자에게 처방되는 약물은 상당히 조심해서, 처방된 대로, 평생 동안 복용해야 한다. 사람들은 종종 약을 먹는 것을 잊어버리거나 귀찮아서 약을 거른다. 또는 부작용 때문에 약을 먹지 못하면서도 병원을 다시 찾아 그 문제를 상담하지 않는다. 병원에서 처방전을 받아도 환자의 25퍼센트는 아예 약국에 가지도 않으며, 또 약국에서 약을 사 왔다고 하더라도 집 어딘가에 던져두고 먹지 않는 경우가 많다고 한다.

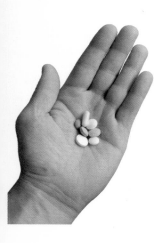

　　캐나다 토론토에서 심장마비를 겪고 살아남은 사람을 연구해본 결과 심장마비 후 약을 잘 챙겨먹지 않은 사람이 사망하는 경우가 더 많았다고 한다.

　　이런 과학적인 근거를 들지 않더라도, 병 속에 얌전히 들어 앉아 있는 약이 건강에 도움을 주지 않으리라는 것쯤은 누구나 알 것이다.

-4년 약물 부작용 Side effects

바람직한 효과를 기대하고 몸속에 집어넣은 화학 물질(처방받은 약뿐만 아니라 한약, 또는 담배나 술 같은 화학 물질)은 모두 어느 정도 기대하지 않았던 효과나 부작용을 일으킨다. 혈압을 멋지게 쑥 내려준 약이 불면증, 어지럼증, 두통을 일으킬 수 있다. 아스피린을 먹으면 피가 순조롭게 잘 흐르게 되어 뇌졸중이나 심장마비의 위험성을 줄일 수 있지만 반면에 치명적인 위장 출혈을 유발할 수 있다.

네덜란드에서 시행한 연구에 의하면 병원에 입원한 환자 50명 중 한 명은 심각한 약물 부작용으로 입원한 것이고, 이 중 6퍼센트는 생명에 지장이 있을 정도라고 한다. 2000년 미국에서는 입원 환자 중 약 7천 명으로 추정되는 환자들이 약물 오용으로, 10만 6천 명이 약물의 부작용 때문에 사망했다고 한다. 연구에 따르면 먹어야 하는 약의 종류가 많을수록 약물 오용 등의 위험이 크다고 한다. 하루 서너 가지 약을 먹는 노인의 경우 실수를 저지를 확률이 2배 이상이다. 하루에 7가지를 먹어야 한다면, 오용 가능성은 세 배로 늘어난다.

항상 약품의 포장지에 쓰인 주의사항을 자세히 읽고 반드시 지시사항을 따라야 한다. 절대 복용 양을 임의로 늘리지 말고, 다른 사람에게 처방된 약을 먹어서는 안 된다. 뭔가 이상하다고 생각되면 곧바로 전문의에게 가서 물어보도록 한다.

-1년 감염 Risk of infection

　　페스트는 14세기 전체 유럽 인구의 4분의 1을 죽여버린 전설의 전염병이다. 천연두 역시 무서운 전염병으로 유명하다. 이 두 질병의 공통점은 전파되는 방식으로, 인구가 밀집된 지역에서 엄청난 속도로 퍼져나간다. 홍역, 독감, 소아마비, 콜레라 등 수많은 전염병은 최근에도 많은 사람들이 모여 사는 지역에 큰 피해를 입히고 있다. 우리가 어렸을 적에는 '기침과 재채기가 어떻게 병을 퍼뜨리는지'를 배웠고, 남에게 병균을 퍼뜨리지 않는 법과 아픈 사람 근처에 가지 말라고 교육받았다. 그러나 이런 교육을 받았더라도 사람들이 밀집해 사는 곳에 빠른 속도로 번지는 감염질환을 피하기는 참으로 어려운 일이다. 노워크 바이러스성 위장염은 배에 탄 승객 사이를 휘젓고 다니고, 수막구균성 뇌수막염은 새로 기숙사에 들어온 신입생 사이에서 유행한다. 또한 유행성 독감은 노인이 많이 사는 아파트에서 기세를 떨친다. 그 지역에 사는 사람이 많을수록 감염성 질환은 큰 피해를 불러온다.

　　만약 인구밀집 지역에 살고 있다면, 감염질환의 위험성에 항상 대비하고 있어야 하며, 질병이 퍼지기 시작하면 재빨리 다른 곳으로 피해야 한다. 조기 치료나 예방 방법을 알기 위해 곧장 병원을 찾는 것도 잊지 말아야 할 것이다.

+2년 건강한 배우자 Healthy partners?

노인이 되고 나서의 건강은 상당 부분 배우자 및 가족 구성원의 건강 상태에 좌우된다. 따라서 당신과 당신의 배우자가 서로 상대방의 건강을 챙겨주어야 한다.

부부는 항상 가까이 지내고, 같은 환경에서 살아가기 때문에 한 명이 병에 걸리면 나머지 한 명도 옮기 쉽다. 감기나 가벼운 위장염 같은 감염성 질환은 그리 위중하지도, 오래 가지도 않는다. 그러나 뇌수막염, 간염, 에이즈 같은 질병은 건강과 수명에 지대한 영향을 끼친다.

가족 중 한 명이 아프면 나머지 가족 구성원들에게 상당한 사회, 경제적 짐을 지워주게 된다. 만성질환에 걸려 돈을 벌 수 없게 되면 가족 전체에 위기가 닥친다. 경제적 궁핍, 사회적 지위 하락, 열악한 환경, 삶에 대한 만족도 저하 등으로 나머지 가족 역시 수명이 단축된다.

특히 노인 부부들에게는 '둘'의 건강이 무척 중요하다. 둘 다 건강해야 어려운 일이 있을 때 서로 의지할 수 있다. 부부 중 한 명이 병에 걸리면 나머지 한 명 역시 배우자의 정신적, 신체적 도움 없이 살아가다가 결국은 사고를 당하거나 질병을 얻게 되는 경우를 심심찮게 볼 수 있다.

배우자의 건강을 살피는 것은 스스로의 건강을 위해서도 매우 중요하다. 배우자에게도 이 책에 나와 있는 사항들을 따르도록 설득하라. 그리고 뭔가 이상한 일이 일어났거나 건강하지 못하다고 느낀다면 당신에게 바로 이야기하도록 하라.

-7년 심장병 Heart disease

선진국에서 사망 원인 1위를 차지하는 것은 심장과 혈관의 질환(합쳐서 심혈관계 질환이라고 부른다)이다. 나라마다 통계수치는 다르지만 서양 사회에서 심장질환은 전체 인구의 절반에 심각한 문제를 일으키며, 세 명 중 한 명이 이 병으로 사망한다. 미국 심장학회에 따르면 모든 종류의 심혈관계 질환이 사라진다면 인류의 평균 수명이 적어도 7년 이상 늘어날 것이라고 한다.

관상동맥질환(심장의 혈관이 막히는 질병)이 발병하면 가슴에 통증이 오고 호흡이 가빠지며 심부전이 나타나 결과적으로 심장마비를 일으킨다. 뇌졸중(뇌로 들어가는 혈관에 병이 생겨 뇌손상을 일으키는 질병)이 일어나면 심각한 장애를 입게 되고, 이 외 다른 신체 부위로 들어가는 혈관이 손상될 경우 심각한 운동 장애를 유발한다. 심혈관계 질환은 인생을 송두리째 흔들어놓는다.

그러나 심혈관계 질환을 예방할, 이미 심장질환에 걸려 있다면 적어도 심장마비나 뇌졸중의 발생 가능성을 줄일 방법은 얼마든지 있다.

먼저 담배를 끊자(93항 참고). 그리고 혈압을 정상치로 유지하자(88항 참고). 콜레스테롤 수치를 줄일 방법도 찾아보자(38항 참고). 살이 찌지 않게 조심하고, 언제나 날씬한 몸매를 유지하는 것도 중요하다. 배가 볼록 나온 드럼통형 몸매는 심장병에 가장 취약하다. 몸무게보다는 허리둘레가

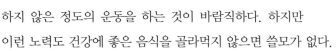

더 중요한데, 여자는 35인치, 남자는 40인치가 넘지 않아
야 한다. 운동을 해서 몸매를 유지하는 것이 좋으며, 심장
을 보호하려면 일주일의 대부분을 하루에 30분씩 너무 심
하지 않은 정도의 운동을 하는 것이 바람직하다. 하지만
이런 노력도 건강에 좋은 음식을 골라먹지 않으면 쓸모가 없다.
전문의와 상의해서 우리 몸에 꼭 필요한 미량영양소를 보충해줄 보조제를
복용하는 것도 좋다. 엽산이나 비타민 B6를 많이 섭취하는 사람은 심장병
에 걸릴 확률이 일반인보다 30퍼센트 이상 낮다는 연구 결과도 있었다. 스
트레스는 심장에 나쁘므로 꼭 스트레스 해소법을 배우자(11항 참고). 당신
이 당뇨병 환자라면(86항 참고) 병세를 관리하는 것이 중요하다. 그리고 전
문의에게 칵테일 약 같은 예방 약물에 대해 문의해보자.

칵테일 약(폴리필)

2003년 런던 울프손 예방의학 연구소의 학자들은 심혈관계 질환의 네 가지 주요 발병인자를
낮춰주는 여섯 가지 약을 모아 '칵테일 약(폴리필)'을 만들었다. 그들은 55세 이상의 사람 모
두에게 이 약을 먹게 하면 심장마비나 뇌졸중으로 죽는 사람의 비율이 80퍼센트 이상 줄어들
것이며, 55세에 이 약을 먹기 시작하는 사람은 수명이 12년 늘어날 것이라고 주장했다. 이들
의 생각은 약물 실험 750가지에 기초한 것이지만, 아직 칵테일 약 자체는 테스트를 마치지 못
했다. 질병 예방을 위한 조합 약물의 사용에 대해서는 아직 논란이 뜨겁다.

+2년 장 상태 파악 Bowel awareness

　　전체 암 중 가장 흔한 세 가지에 속하는 대장암은, 현대 의학의 힘으로도 50퍼센트 이상의 치사율을 보이는 무서운 병이다. 자신의 대장 상태를 잘 살피지 않으면 수명이 2년이나 깎여나가고 말 것이다.

　　가장 먼저 대장 건강에 도움이 될 법한 생활습관을 생각해보자. 붉은 고기나 가공육을 적게 먹고 채소와 섬유소, 생선, 우유를 많이 먹는 것이 좋다. 규칙적으로 운동을 하고 체중을 조절하는 것 역시 대장 건강을 위해 중요하다.

　　대장에 이상이 생겼다는 징후에 언제나 민감하게 반응하라. 특히 가족 중 누군가가 대장암으로 사망했다면 더욱 신경을 곤두세워야 한다. 의사를 찾아가 관련 검진에 대해 상의해보고 대장내시경이나 CT 촬영이 필요하다면 해보자. 조사에 따르면 대변 샘플을 2년에 한 번씩 검사하면 대장암으로 사망할 확률이 15퍼센트나 줄어든다고 한다. 작은 노력으로 큰 효과를 보는 셈이다. 이 방법으로 전체 암의 50퍼센트 정도가 아주 초기에 발견 가능하다고 하며, 이때 발견하면 생존율이 80퍼센트 이상이나 된다.

　　규칙적 배변 습관에 변화가 오거나 대변에 피 또는 점액이 섞여나오면 곧바로 병원에 찾아가는 것도 잊어서는 안 된다.

피부암에 대한 지식 Skin cancer awareness

피부질환은 알아내기가 비교적 쉽다. 악성 흑색종이라는 피부암은 매우 공격적이고 빠른 속도로 퍼져나가며, 초기에 잡아내지 못하면 사망률이 상당히 높기 때문에 특히 조심해야 한다. 악성 흑색종은 다른 종양들보다 증가 속도가 훨씬 빠른데, 이는 선탠 때문이다. 피부암에 걸리지 않으려면 자외선의 해로운 효과로부터 스스로를 보호하고(66항 참고), 자신의 피부를 자세히 살펴야 한다.

피부를 검사하는 법

한 달에 한 번 이상 반드시 자기 피부를 점검해보아야 한다. 자가 검사는 밝은 조명 아래서, 전신 거울을 앞에 두고 한다.

- 얼굴, 귀, 목, 가슴, 배를 살펴본다. 여성의 경우 유방을 들어올리고 그 밑의 피부까지 점검한다.
- 양 팔, 손등과 손바닥, 손톱을 점검한다.
- 자리에 앉아서 한쪽 다리를 모두 훑어본 다음 반대쪽 다리를 본다. 발바닥, 종아리, 허벅지를 모두 살핀다.
- 손거울을 들고 목, 어깨, 팔, 등, 엉덩이, 다리를 모두 살펴본다.
- 다음을 점검한다. 점이 다음과 같은 특성을 보일 때는 수상하므로 유의해야 한다. a) 점의 모양이 양쪽 대칭이 아니다, b)점의 모양이 둥글지 않고 뾰족뾰족하거나 불규칙하다, c)색이 균일하지 않다, d)크기가 5밀리미터가 넘는다.

아직 색이 짙지 않은 흑색종은 치유 가능하다. 그러므로 자신의 피부와 점에 대해 잘 파악하고 있어야 한다.

-3년 암 Cancer

암 진단을 받는 일이 그토록 두려운 것은 그것이 거의 사형선고나 다름없다고 생각하기 때문일 것이다. 그러나 암이 우리 수명이나 건강 기대 여명에 미치는 효과는 경우에 따라 매우 다양하다. 암의 종류, 종양이 발생한 위치, 환자의 나이와 건강 상태, 받은 치료, 치료를 해주는 의사의 숙련도, 합병증 발생 여부, 그리고 운도 한몫을 한다.

췌장암은 매우 공격적이고 치료가 어려운 암이다. 암 진단을 받고 1년 이상 생존하는 사람이 10~15퍼센트에 그칠 정도이며, 5년 후까지 살아남는 사람은 2~3퍼센트밖에 되지 않는다. 반면에 비색소성 피부암은 생존율이 매우 높아, 전체 환자 중 90퍼센트 정도가 완치되어 일상생활로 복귀한다.

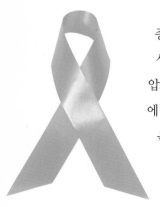

전체 인류의 3분의 1 정도가 살아가면서 한 번쯤은 어떤 종류이든 암을 한 가지 정도는 겪게 된다고 한다. 암은 평생 중 어느 때라도 걸릴 수는 있지만, 암 환자에는 노인이 압도적으로 많다. 50세 이하에서는 27명에 한 명 정도만 암에 걸린다. 살아온 날들이 길어지면서 유전자에 손상을 입은 효과가 누적되어서 세포 분열과 성장을 제대로 제어할 수 없게 되기 때문이라고 생각된다. 인간의 수명이 점점 늘어나면서 암 환자의 비율 역시 늘어날 것이다.

암에 걸릴 확률을 줄이는 법

- 이미 알려져 있는 유발 요인을 피한다.
  - 어떤 종류의 담배도 피우지 않는다.
  - 오염 물질과 활성산소를 피한다.
  - 햇빛을 너무 많이 쬐지 않는다.
- 과일과 채소를 많이 먹는다.
- 비타민, 미네랄, 항산화 물질 등의 영양소를 충분히 섭취한다.
- 섬유소를 많이 먹는다.
- 규칙적으로 운동한다.
- 방사선을 피한다.
- 예방적 차원에서 약을 먹는다. 아스피린은 대장 폴립이 있었던 사람이건 없었던 사람
  이건 새로 폴립이 생겨나지 않도록 해주는 효과가 뛰어나다. 그러나 잠혈 검사나 대
  장 내시경 검사 등의 검진을 하지 않고 대신에 아스피린을 먹어서 암의 확률을 낮춰
  보자는 생각은 어리석은 것이다.
  - 여성의 경우, 인체 유두종 예방 접종을 한다. 이 바이러스는 성 접촉을 통해 감염되
    는 아주 무서운 병균으로, 자궁경부, 외음부, 항문 등에 생기는 암과 밀접한 관련이
    있다.
- 암을 조기에 발견하려 노력한다.
  - 정기적으로 자신의 몸을 살핀다.
  - 걱정되는 증상이 있다면 망설이지 말고 병원에 가서 상담을 받는다.
  - 정기적으로 건강검진을 받는다.
- 최선의 치료를 받는다. 암 진단을 받았다면 아는 것이 힘이다. 암을 치료하는 여러 방
  법을 조사해 의사와 상의한다.

+1년 유방암에 대한 지식 Breast awareness

　　해마다 수천 명의 여성이 유방 X선 사진 등을 통해 유방을 검사함으로써 자신의 생명을 구한다. 그런데 유방암은 가끔 다음 검사를 받기 전에 발생하거나 처음 검사를 받기 전에 이미 생겨 있는 경우가 있다. 유방암은 초기에 발견하면 전이 확률도 낮고 치료도 쉽기 때문에, 유방암의 초기 증상을 잘 알고 이를 유념하고 있으면 자신의 목숨을 구할 수 있다. 스스로 검사를 해보자. 평소 자신의 유방 모양과 촉감이 어떤지를 파악해둔다. 예를 들어 목욕을 하면서(아니면 편안히 누워서) 일주일에 한 번 정도 가슴을 점검해본다. 이때 이상한 점을 발견할 수 있는 방법이 무엇인지 미리 알아둔다. 완벽하게 정상적인 유방은 애초에 존재하지 않는다. 유방은 사람마다 모양도, 감촉도 다 다르다. 한 사람에게서도 생리 주기와 연령, 아이와 관련해서 상당한 차이가 생긴다. 예를 들어 생리 바로 전날에는 가슴에 약간 덩어리가 지고 아픈 것처럼 느껴질 수 있다. 어떠한 상태가 자신에게 정상인지 알아둔다.

　　유방에 있는 멍울은 대부분 아무 문제 없지만 그래도 이상한 점에 대해서는 반드시 전문의와 상의해야 한다. 자세히 살펴야 할 징후는 유방 모양이 변하거나 유두의 위치가 바뀌는 것(특히 유두의 방향, 유두가 거꾸로 뒤집히면 이것은 당장 검사를 받아야 한다), 피부가 울퉁불퉁해지거나 주름지거나 비정상적으로 두꺼워지는 것, 유방 안이나 표면의 통증, 묵직한 느낌,

얼얼한 느낌 등 이상한 감각이 느껴지는 것, 아니면 유두가 간지럽거나 고름 또는 피가 나거나 딱지가 앉거나 붉어지는 것 등이다.

　　남성은 유방암에 걸릴 확률이 아주 낮지만, 남성에게도 유방 조직이 약간이나마 있기 때문에 이 조직 또는 유두에 암이 생길 수 있다. 그러므로 남자라고 해서 이 문제를 간과해서는 안 된다.

-5년 당뇨병Diabetes

당뇨가 당신의 수명을 얼마나 줄일지는 여러 요인이 상호작용해 결정한다. 이 요인들에는 당뇨병의 유형(1형 인슐린 의존성 당뇨병은 증상이 더 심한 경우가 많으며, 2형 당뇨병은 성인이 되어서 발생하고, 비만과 관련되는 경우가 많다), 진단 시 연령, 심장병 등 당뇨병과 함께 걸렸을 때 합병증의 위험이 높아지는 요인 등이 포함된다. 당뇨병은 제대로 관리하지 않으면 수명을 5년 정도 깎아먹을 수 있다.

당뇨병 환자에게서는 인슐린 공급이 원활하지 않아 당분을 혈액으로부터 세포로 빼가지 못한다. 혈당치는 올라가지만 세포는 에너지를 내기 위해 다른 원료를 써야 한다. 이 때문에 혈관에 손상이 생기는데, 심장에 혈액을 공급하는 관상동맥도 예외일 수 없다. 당뇨병 환자의 75퍼센트 이상이 심혈관계 질환을 겪으며, 그 외에 신경에도 손상을 입고 신부전, 실명까지 경험한다. 감염이 쉽게 일어나고 면역계의 기능이 떨어지기 때문에 다른 질병에 제대로 맞서싸울 수 없다.

당뇨의 위험

- 나이와 체중 외에 2형 당뇨병을 유발하는 요인이 되는 것에는 어떤 것이 있을까?
  - 부모님이나 형제 중에 당뇨 환자가 있다.
  - 임신성 당뇨병이었거나 4킬로그램이 넘는 아이를 출산한 적이 있다.
  - 혈압이 140/90mmHg 이상이거나 혈압이 높다는 이야기를 들어본 적이 있다.
  - 혈중 콜레스테롤 수치가 정상이 아니다. HDL 콜레스테롤('좋은' 콜레스테롤) 농도가 3.5mg/dL 미만이거나 트리글리세리드 농도가 250mg/dL 이상이다.
  - 운동을 거의 하지 않는다. 일주일에 세 번 이상 운동하지 않는다.
  - 다낭성난소증후군 환자이다.
  - 내당능 장애(혈당이 정상치보다는 높지만 당뇨병으로 진단을 내릴 만큼 충분히 높지 않은 상태-옮긴이)나 공복혈당 장애(인슐린 저항성을 보이며 향후 당뇨병으로 진행될 수 있는 당뇨병의 전 단계-옮긴이)가 있다.
  - 흑색극세포증같이 인슐린 저항성과 관계된 다른 질병을 앓고 있다.
  - 심혈관계 질환에 걸렸던 적이 있다.
- 자주 갈증이 나거나 소변이 잦아지거나 체중이 빠지고, 피로하며, 눈이 잘 보이지 않고, 자꾸 배고프고, 감염되는 일이 많아지는 등의 증상이 있지는 않은지 점검한다.
- 발병 초기에 발견해낸다. 세 명 중 한 명은 자신이 당뇨에 걸렸는지조차 알지 못한다. 자신은 모르고 있더라도 높은 혈당은 조용히 조직을 파괴한다.
- 체중을 조절한다. 당뇨에 걸릴 확률이 높다면, 몸무게를 7퍼센트만 줄이고 일주일에 150분 동안 심하지 않은 운동을 하면 발병률이 반으로 뚝 떨어진다. 이미 당뇨병에 걸렸다면 체중 감량이 수명 연장에 도움이 될 것이다. 서리(Surrey) 대학의 연구자들은 당뇨에 비만이 합쳐지면 수명이 8년이나 줄어든다는 사실을 발견했다.
- 합병증을 줄이기 위해 노력하자. 심장, 신장, 눈, 발을 항상 잘 관리하자.
- 당신이 만약 당뇨 환자라면 당뇨가 수명에 미치는 악영향을 최소화하기 위해 당신이 할 수 있는 최선의 방책은 혈당 수치를 엄격히 통제하는 것이다.

+6개월 고환 체크 Testicle check

건강검진에는 통상적으로 고환암에 대한 검사가 포함되어 있지 않다. 따라서 고환암의 증상을 파악하고 자가 검진 방법을 배운다면 고환암에 걸릴 확률을 줄일 수 있을 것이다. 다음 요인들을 가진 사람에게는 고환암의 위험이 크다. 가족 중에 고환암을 앓은 사람이 있는 사람, 불강하 고환(음낭으로 내려오지 않은 고환—옮긴이)이 있었던 사람, 운동을 좀처럼 하지 않는 사람, 성병에 걸렸었거나 고환을 다친 적이 있는 사람, 엄마가 자신을 임신했을 때 담배를 피웠던 사람.

15세에서 40세 사이의 남성은 한 달에 한 번씩 자가 검진을 해보아야 하며, 평소 자신 고환이 어떻게 생겼고, 감촉은 어떤지 파악해야 한다. 자가 검진을 통해서 암이 상당히 초기에 발견되는 경우가 많으며, 조기 발견은 완치를 돕는다.

주의해야 할 증상들

- 고환이 커지는 경우
- 한쪽 고환 크기가 심하게 줄어드는 경우
- 음낭에 묵직한 느낌이 있는 경우
- 아랫배나 사타구니에 둔한 통증이 있는 경우
- 음낭 안에 물이 차는 경우
- 고환이나 음낭에 통증이 있는 경우
- 가슴이 커지거나 아픈 경우

-5년 고혈압 High blood pressure

혈압이 높으면 심장이 혹사당하고, 혈관에 상처가 생기며, 심장병에 걸릴 확률이 높아진다(81항). 뿐만 아니라 신장병과 뇌졸중에도 걸리기 쉽다. 고혈압이 한번 생기면 평생 동안 당신의 삶을 괴롭힐 것이다. 하지만 합병증이 생기기 전까지는 아무런 증상이 없는 경우가 많기 때문에 사람들은 자기가 고혈압 환자인지도 모른 채 살아가곤 한다.

가장 먼저 할 일은 정기적으로 혈압을 측정하는 것이다. 자기 혈압이 얼마인지도 모르는 사람이 많다. 혈압은 수축기 혈압(심장이 뛰면서 혈관으로 피를 밀어넣을 때의 압력, 두 수치 중 높은 것)과 이완기 혈압(심장이 이완될 때의 혈압) 두 수치가 측정된다. 예를 들어 120/80, 이런 식으로 말이다. 적당한 혈압은 120/80 이하이며, 121~139/80~89는 '전고혈압' 단계라고 한다. 이 사이 혈압은 나중에 고혈압으로 발전할 가능성이 높기 때문이다. 혈압이 계속 140/90 이상으로 유지되면 고혈압으로 치료를 받아야 한다.

고혈압 치료제는 아주 많으며, 모두 부작용을 보이기는 하지만 대개 아주 경미한 정도이므로 자신에게 가장 적합한 약을 전문의와 상의 후 결정하고, 제대로 챙겨먹어라. 이 외에도 혈압을 낮게 유지하기 위해 매일할 일들이 있다. 소금 섭취량을 줄이고, 체중을 줄이고, 규칙적으로 운동하고, 스트레스를 줄이며, 심장 상태를 항상 점검한다(81항 참고).

-1년 관절염Arthritis

관절염이란 관절, 뼈, 그 주위 지지조직에 염증이 생긴 것을 말한다. 100종류가 넘는 관절염 중에 가장 흔한 것은 골관절염이다. 60세가 넘은 사람은 대부분 어느 정도는 골관절염을 앓는다. 골관절염은 직접적으로 수명에 영향을 주지는 않지만, 만성통증을 유발하고 움직임을 어렵게 해 운동을 할 수 없게 하고, 숙면을 취할 수도 없게 만들어 삶의 질을 심각하게 훼손시킨다. 류머티스성 관절염은 관절뿐만 아니라 심장을 포함한 다른 조직에도 심한 염증을 유발해 수명에 좀 더 직접적으로 영향을 미치기도 한다. 중등도의 골관절염을 앓으면 수명이 1년 정도 줄어들 수 있지만, 증세가 심한 골관절염에 걸려 제대로 움직일 수 없게 되면 4년까지도 빼앗길 수 있다.

HOW 골관절염의 발병률을 줄이는 법

- 관절에 무리가 갈 만한 무거운 물건을 들지 않는다.
- 관절이 튼튼해지고 안정되며 제대로 움직일 수 있도록 규칙적으로 가벼운 운동을 한다. 에어로빅 같은 강한 운동은 피한다. 너무 충격이 많이 오는 운동은 관절에 오히려 무리를 준다.
- 골관절염을 앓고 있다면, 비스테로이드성 소염제를 먹어서 관절의 손상을 가능한 한 줄이는 것이 좋은지 전문의와 상담한다. 증세가 더 심할 때는 약물 치료를 진행하면서 필요한 경우 수술(관절 치환술 등)을 고려한다.

-3년 골다공증 Osteoporosis

노인이 되면 뼈의 밀도가 떨어지고, 뼈 내부의 지지 구조가 무너져내린다. 이러한 현상을 골다공증이라고 하며, 결과적으로 뼈가 부러지기 쉬워진다. 골다공증은 여성에게서 더 많이 나타나는데, 이는 폐경기 이후에 여성 호르몬의 수치가 확연히 줄어들기 때문이다. 50세 이상 여성의 15퍼센트, 70세 이상은 30퍼센트, 80세 이상은 40퍼센트가 골다공증에 걸린다고 추정한다. 나이가 듦에 따라 근육이 약해지고, 균형을 잡는 능력이 떨어져 쉽게 넘어지기 때문에 골다공증은 큰 재앙을 불러올 수 있다. 노인이 넘어지면 뼈에 금이 가거나 부러지는 경우가 많으며, 주로 엉덩이뼈나 척추를 다친다. 결과적으로 몸을 움직일 수 없게 되어버리면 근육 역시 퇴행하고, 자신감이 없어지며, 폐렴 등의 감염성 질환에 걸릴 위험이 커진다.

HOW

골다공증을 예방하는 법

- 젊은 시절부터 칼슘(1,000~1,300밀리그램)과 비타민 D(400~800IU)를 권장량만큼 챙겨먹어서 뼈를 튼튼하게 한다.
- 필요하다면 영양 보조제를 먹는다.
- 걷기나 달리기, 테니스, 춤 같은 체중부하 운동을 일주일에 여러 번 한다.
- 담배나 술을 멀리한다.
- 65세 정도부터(골다공증에 걸릴 위험이 높다면 60세부터) 골밀도 검사를 받고 전문의가 추천해주는 약을 먹는다.

+1년 동안 Looking young?

대중매체나 광고가 큰 영향력을 발휘하는 요즘 세상에서 각종 매체가 젊음을 찬양해대고 노인들을 소외시키는 이 시점에, 흰머리와 주름살을 그냥 내보이고 다니는 데는 정말로 큰 용기가 필요하다. 여성은 특히 그럴 것이다. 17살짜리 청소년이 머리를 보라색으로 물들이는 것과 노인이 흰머리를 가리려고 염색하는 것이 무슨 차이가 있는가? 마찬가지로 귀를 뚫어 귀고리를 한 적이 있다면, 눈꺼풀을 끌어올리는 수술을 하지 못할 이유가 뭐란 말인가?

성형수술에 대한 윤리적인 논란이 지속되는 와중에도, 많은 사람이 자신을 변화시키고자 수술대에 눕는다. 비록 성형수술을 통해 생명을 연장할 수는 없어도 현대 의학의 발전으로 이제는 수명이 줄어들 만한 위험한 일은 거의 일어나지 않는다. 또한 자신이 원하는 결과를 얻고 얼굴에서 몇 년의 세월을 지울 수 있다면, 거기에서 느끼는 기쁨과 자신감이 수명을 조금은 연장해줄 것이다. 그러므로 삶의 질 측면에서 본다면 성형수술의 효과는 상당히 크다(성형수술을 통해 얻을 수 있는 심리적 이득은 1, 2, 4항 참고).

그러나 몇 가지 조심해야 할 사항이 있다. 믿을 만한 의사를 찾자. 수술 결과로 어떤 것을 원하는지 스스로에게 물어보자. 기적을 바라지는 말자. 혹시나 생길지 모르는 사고를 대비하고, 수술 전후의 건강에 유의하자.

-5년 치매 Dementia

　건강하게 오래 살려면 스스로를 돌볼 능력이 있어야 하며, 갑자기 닥치는 건강상의 위협에 제대로 대응하고 질병을 예방하거나 효과적으로 대처하는 데 필요한 장기적인 계획을 이해하고 수행할 수 있어야 한다. 이모든 것에는 두뇌의 힘이 필요하다. 하지만 전 세계에 널리 퍼진 질병인치매는 노인이 자신을 스스로 돌볼 능력을 서서히 빼앗아간다. 치매에 걸린 노인은 세상에서 격리되어 결과적으로 먹고, 마시고, 움직이고 하는 모든 일에 흥미를 잃게 되며, 감염이나 넘어지는 등의 합병증에 취약해진다. 또한 이 질환은 환자에게서 삶의 즐거움을 앗아가버린다.

　65세 이상 노인의 20분의 1, 80세 이상 노인의 5분의 1, 95세 이상 노인의 반 정도가 치매에 걸린다. 치매는 무척 진행이 빠르며, 대개 치료가불가능하고, 수명에 영향을 주므로 치명적인 질환으로 간주한다. 치매는종류도 많고 그만큼 사전 징후도 다양하지만, 일반적으로 첫 증상이 나타나고 나서 5~9년 사이에 죽는 경우가 대부분이라는 연구 결과가 있다.

　각종 위험에 대비하는 것이 중요하다. 예를 들어 심혈관계 질환을 일으키는 요인들은 뇌 조직에 혈액을 공급하는 미세 혈관에도 역시 위협적이다. 중년기에 높은 콜레스테롤

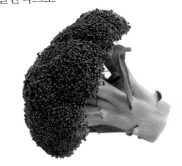

농도, 당뇨, 고혈압, 흡연 등의 요인을 갖고 있었다면, 이 각각이 나중에 치매에 걸릴 가능성을 20~40퍼센트까지 높일 수 있다. 그러므로 이 요인들은 전부 제거하라(38, 86, 88, 93항 참고).

다른 사람이 피우는 담배 연기를 비롯해 각종 오염물질을 피하는 것도 중요하다. 캘리포니아 대학의 과학자들은 평생 동안 간접흡연을 많이 해온 사람은 그렇지 않은 사람보다 치매에 걸릴 확률이 30퍼센트가량 증가했다고 발표했다.

뭔가를 배우는 것도 도움이 된다. 젊은 시절 교육을 많이 받을수록 노인이 되어서 치매에 걸릴 확률이 낮아진다. 또한 나이가 들더라도 뇌를 적극적으로 사용하자. 새로운 기술을 배우는 것 역시 두뇌 기능이 퇴보하

뇌를 건강하게 하는 음식

- 블루베리는 뇌세포를 산화적 스트레스로부터 보호하고 알츠하이머병에서 보이는 지능 저하를 예방해준다.
- 오메가-3(40항 참고)가 많이 들어 있는 연어는 기억력 증진에 도움이 되며, 우리 몸의 염증을 줄여주고, 관절염이나 심장병 같은 노화 관련 질환으로부터 보호해준다.
- 브로콜리에는 비타민 C, 베타카로틴, 인돌-3-카비놀, 설퍼로페인(암을 예방해주는 효과가 있음) 등 우리 몸을 보호하는 영양소가 풍부하게 들어 있으며, 두뇌의 기능이 저하되는 것을 막아준다.

는 것을 막는 좋은 방법이다.

　마지막으로 건강에 좋은 음식을 챙겨먹는 것을 잊지 말자. 일주일에 적어도 한 번 항산화 물질(34항 참고)이 가득한 음식과 등 푸른 생선을 먹으면 치매를 예방할 수 있다. 이 외에도 카레 속에 들어 있는 강황의 주된 작용 성분인 커큐민은 알츠하이머병을 억제하고, 은행잎은 기억력을 좋게 하며, 치매 환자의 모든 증상을 개선시키는 효과를 보인다. 음식과 영양소에 대한 연구가 현재도 활발히 진행되고 있다.

어릴 적 당신에게 있어 어려운 선택은 어떤 맛의 아이스크림을 먹을까 하는 정도였다. 하지만 당신이 어느 정도 자란 후에는 담배를 피워볼 것인지 같은, 자신의 인생과 건강 기대여명에 오랫동안 영향을 미칠 만한 중대한 결정 앞에 놓였을 것이다. 건강한 생활습관의 기본은, 이 순간 자신을 건강하게 만들 옳은 결정을 내리는 것이다.

인간은 누구나 가끔은 바보 같은 결정을 내리고 조심성 없이 행동하게 마련이지만, 일부러 위험한 행동을 골라 하는 사람도 있다. 위험한 행동을 함으로써 샘솟는 아드레날린이 그들을 매혹시킨다. 그런 사람은 골프보다는 스노보드를 타고 산을 내려오는 것을 좋아하며, 위험은 생각하지 않고 약물로 실험을 해보기도 한다.

친구들의 강요나 단순한 호기심으로 위험한 행동을 하기도 하지만, 우리 유전자가 그런 행동을 하라고 부추긴다는 사실이 밝혀졌다. 위험천만한 행동 뒤에 숨겨진 유전자의 역할을 밝혀낸 과학자들은 특정 유전자 조합이 어떤 사람들에게 특히 위험한 행동을 많이 하도록 한다는 사실을 알아냈다. 하지만 인간의 자유 의지를 완전히 꺾어버릴 만한 유전자는 없다. 아무리 스릴 있는 일에만 관심을 보이는 사람이라도 자신의 행동을 선택할 능력이 있다. 건강한 삶과 즐거운 삶은 얼마든지 균형을 이루며 공존할 수 있다.

PART 5 선택과 위험

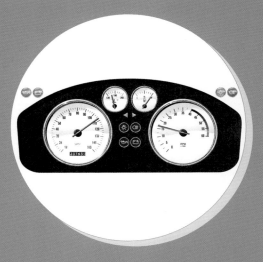

-8년 흡연Smoking

담배 하나만 끊어도 예방할 수 있는 질병이 상당히 많다. 담배 안에는 4천 가지가 넘는 화학 물질이 들어 있는데, 이들 중 비소, 포름알데히드, 시안화물, 벤젠, 톨루엔, 아크롤레인은 매우 독성이 강하다.

흡연은 암과 심장병에서부터 불임, 소화장애, 치매에 이르기까지 최소 50가지 질병의 확률을 높이기 때문에 건강 기대여명에 치명적인 충격을 준다. 암으로 인한 사망의 3분의 1(폐암으로 인한 사망률의 90퍼센트를 포함), 기관지염이나 폐기종으로 인한 사망의 80퍼센트, 심장병으로 인한 사망의 17퍼센트 정도가 흡연의 직접적인 효과다. 평생 담배를 피워온 사람은 65세 이상 생존할 확률이 50퍼센트 정도밖에 되지 않으며, 설사 살아남는다 해도 만성 호흡기 질환, 심혈관계 질환 등으로 삶의 질이 형편없이 떨어진다. 전체 흡연자의 절반 정도가 자신이 사랑하는 담배 때문에 죽는다.

2004년 영국의 의사 돌(Doll), 펫(Pet), 보어햄(Boreham), 서덜랜드(Sutherland)는 자신들의 논문을 통해 담배를 피우면 평균적으로 수명이 8년가량 줄어든다고 발표했다. 그러나 중년이 되기 전에 담배를 끊는 사람은 담배를 전혀 피우지 않은 사람과 예상 수명이 거의 비슷했다.

흡연은 인생의 기초적인 즐거움을 누릴 수 없게 한다. 담배를 피우면 미각과 후각에 심각한 장애가 생기기 때문에 음식을 제대로 즐길 수 없으며 식욕도 떨어지고, 생식기로 혈액이 제대로 흘러가지 못해 발기부전이 되는 경우도 많다. 담배는 노화 과정을 가속화시키기도 한다. 주름살과 흰

 담배를 끊는 법

- 잘 해낼 수 있다고 믿는다.
- 마음을 제대로 잡을 수 있을 때 금연을 시작한다. 일진이 좋지 않거나 여러 가지로 일이 잘 풀리지 않을 때는 다음 기회를 노린다.
- 고군분투하지 않는다. 당신을 도와줄 친구를 두거나, 금연 프로그램에 동참한다. 자신을 돕는 사람들이 있고 적절한 의학적 치료가 곁들여진다면 1년 후에는 30퍼센트 정도가 담배를 끊게 된다.
- 잘 짜인 계획을 따른다. 금연 클리닉이나 금연 프로그램을 통해 도움을 받을 수 있다.
- 필요하다면 정신과 상담을 받는다.
- 의사와 상담 후에 니코틴 대체 치료나 금연 약물 같은 의학적 도움을 받는다. 정신과적 치료만 했을 때와 비교하면 이 방법들을 동원했을 때 금연에 성공할 확률이 두 배가 된다. 니코틴 대체 치료에도 여러 가지가 있으므로, 한 가지가 잘 듣지 않으면 다른 방법을 시도해본다.
- 한 번 실패했다고 금세 포기하지 마라. 실패를 디딤돌 삼아 이것으로부터 배우고, 어떤 것이 성공을 거두고 어떤 것은 자신에게 맞지 않는지 파악해 다음번에는 성공할 수 있도록 한다.

머리는 하루에 20개비씩 담배를 피우는 사람의 경우 10년은 빨리 나타난다.

하지만 당신은 시계를 거꾸로 돌릴 수 있다. 담배를 끊는 순간부터 건강에 미치는 악영향이 빠른 속도로 줄어든다. 몇 년만 지나도 정상인의 수준으로 돌아가기도 한다. 예를 들어 담배를 끊은 사람이 심장마비에 걸릴 확률은 3년 만에 담배를 피운 적이 없는 사람과 비슷해진다. 담배를 끊으면 돈도 상당히 절약할 수 있다. 이 돈으로 대신 여행을 가는 등의 여가를 즐기는 게 인생에 여러모로 도움이 된다.

-4년 기분 전환용 마약 Recreational drugs

　　대마초 같은 소위 '기분 전환용 마약'이라고 불리는 약물들도, 그다지 해롭지 않다는 의견도 있는 것 같지만 실제로 상당히 위험하다. 대마초가 직접 사람을 죽이지는 않지만 대마초 안에는 담배보다 발암 물질이 많이 들어 있으며, 담배보다 더 오래 피우게 되기 때문에 나쁜 효과가 가중된다. 연구 결과 폐에 암으로 발전할 수 있는 비정상적인 병소가 생길 확률은 대마초와 담배를 함께 피웠을 때 가장 높다는 사실을 발견했다. 정신 상태에도 심각하고 오래 지속되는 손상을 입힌다. 그러나 무엇보다도 중요한 것은 이것이 당신을 중독의 세계로 이끈다는 것이다.

　　코카인이나 헤로인 같은 약물의 위험성은 이미 널리 알려져 있다. 이 약물을 하는 과정에서 오염된 주사바늘을 통해 에이즈나 C형 간염이 옮겨지는 문제와 약 살 돈을 마련하기 위한 범죄 증가도 참으로 걱정거리가 아닐 수 없다. 헤로인이나 모르핀 중독자의 예상 평균 수명은 6년에서 8년밖에 되지 않는다. 치료를 받는다고 해도 수명은 평균적으로 15년이나 짧아진다. 오래 그리고 건강하게 살고 싶다면 기분 전환용 마약을 멀리해라. 이것들은 사람에게 절망스러울 정도로 심각한 해악을 끼친다.

+3년 적포도주 Red wine

몇 년 전 학자들이 프랑스 사람은 기름진 음식을 많이 먹는데도 심혈관계 질환에 잘 걸리지 않는다는 사실을 발견했다. 인근 국가인 영국 사람보다 적포도주를 5배 이상 먹는데도 심장병으로 사망하는 확률은 4분의 1에 지나지 않았다. 그 사실을 발견한 때부터 하루에 술 한두 잔 정도는 건강에 오히려 좋다는 내용의 논문이 쏟아져 나오기 시작했다. 여러 연구를 통해 나온 데이터를 보면 하루에 술 한 잔을 마시면 심장병의 확률이 20퍼센트 정도 줄어드는 것 같다.

학자들은 적포도주 속에 들어 있는 폴리페놀 성분이 동맥경화증(지방이 동맥에 쌓여 단단해지는 병)을 예방하고 혈관을 건강하게 만든다고 주장한다. 폴리페놀은 항산화 효과(34항 참고)를 보이므로 포도주를 약간 마시는 것이 암 발병률을 낮추는 데 도움을 줄 수 있는 것이다. 아직은 이런 과학적 발견에 대해 논란이 많지만, 포도주 몇 모금 정도는 몸에 나쁜 것 같지 않으며, 더 오래 사는 데 도움이 되는 것 같다.

> **HOW** | **적당한 술의 양을 파악하는 법**
>
> 술 한 잔은 8그램 정도의 알코올을 의미하며, 이것은 다음 방법으로 재볼 수 있다.
> - 포도주 잔 작은 것으로 한 잔
> - 진이나 위스키 잔으로 한 잔
> - 중간 도수의 맥주 500CC 잔으로 반 잔
>
> 하지만 술의 도수도 워낙 다양하고, 술잔 크기도 일정하지 않으므로 이것은 대략적인 기준일 뿐이다.

−3년 폭음 Binge drinking

　　프랑스 사람들은 온 국민이 적포도주 마시는 것을 즐기는데, 이런 습관이 심장병의 발병률을 낮춘다는 발견은 중요한 사실을 한 가지 간과했다. 프랑스에는 적당량의 음주로 몸에 좋은 효과를 얻는 사람보다 음주의 폐해로 죽는 사람이 훨씬 많다는 사실이 그것이다. 술은 조금만 마시면 좋은 효과를 얻을 수 있지만, 과량의 알코올은 독이며 우리 몸의 각 기관을 손상시킨다는 데는 의심의 여지가 없다. 2주에 한 번 알코올 권장 섭취량 이상으로 술을 마시면 수명이 3년 줄어든다.

　　최근에는 전체 알코올 섭취량은 권장 제한량을 넘지 않더라도 폭음, 즉 짧은 시간 안에 술을 잔뜩 마시는 것이 특히 건강에 해롭다는 사실이 밝혀졌다.

　　술을 약간 마시고 나서부터 알코올은 두뇌에 해로운 영향을 주기 시작해서, 민감한 뇌세포를 퇴화시킨다. 폭음에 특히 취약한 세포는 후각을 담당하는 세포로, 이것들이 먼저 손상을 입기 시작하고 두뇌의 다른 영역도 곧 그 뒤를 이어 빠른 속도로 손상을 입는다. 기억력에 이상이 생기고 자극에 대한 반응이 느려져서 사고가 곧잘 일어난다. 몸이 이완되다 못해 억제 작용

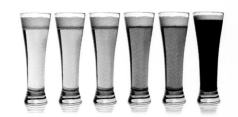

이 사라지고, 술을 더 마시면 필름이 끊겨버린다. 하룻밤 진탕 마시고 놀고 나면 온몸의 조직이 그 대가를 치른다. 사춘기 청소년의 두뇌는 특히 알코올의 공격에 약하고, 남성보다 여성이 손상을 더 많이 입는다.

장기간에 걸쳐 술을 마실 때 손상을 가장 많이 입는 장기는 간이다. 간세포에 염증이 생기면 간염이 되고, 흉터가 생기면 간경화가 된다. 뿐만 아니라 위궤양, 위염, 췌장염이 생긴다. 알코올은 소장에서 영양분이 흡수되는 것을 방해하고 골다공증을 유발한다. 심장의 근육을 파괴하고 신경과 두뇌를 손상시켜 기억력 감퇴, 우울증, 치매를 일으킨다. 술을 많이 마

HOW

안전하게 술을 마시는 법

- 권장 제한량을 반드시 지킨다. 전문가들은 남성의 경우 하루에 술을 서너 잔, 여성은 두세 잔 이상 마시지 말라고 조언한다.
- 임산부는 술을 마시면 안 된다.
- 아이에게 술을 주면 안 된다.
- 일주일 허용치를 단 하루 만에 마셔버리면 안 된다. 폭음을 하면 혈중 알코올 농도가 높아져 신체 조직에 독으로 작용한다. 같은 양을 천천히, 나눠서 마시는 것이 좋다.
- 음주 운전은 절대로 생각조차 하지 말자.
- 빈속에 술을 마시지 마라. 음식이 위장에 차 있으면 알코올이 피 속으로 흡수되는 속도를 늦출 수 있다.
- 자신이 먹는 술의 양이 과하다고 느끼거나 알코올 중독(아침에 일어나서 가장 먼저 찾는 것이 술이라든가 하는 증상)이 의심될 때는 전문가를 찾아가서 상의해본다.

시는 사람은 발기부전인 경우가 많으며 불임일 확률이 높다. 알코올은 구강, 식도, 간, 대장, 유방에 암이 생길 확률을 높인다.

알코올이 해를 끼치는 부분은 신체만이 아니다. 그것은 당신의 인생을 좀먹는다. 과음을 하는 사람은 가족이나 친구들과 원만한 관계를 유지하지 못하며 직장에서도 문제를 일으키고, 재정적으로 건전하지 못해 범죄를 저지르는 일이 많다. 과음이 인생에서 많은 세월을 빼앗아가는 일은 주위에서도 쉽게 볼 수 있다.

-2년 해외여행 Adventure travel

　　외국으로 여행을 다니면 영혼을 살찌울 수 있다. 그러나 여기에 모험적 요소가 가미되면 큰 위험이 뒤따른다. 외국에는 위험 요소가 수백 가지나 있다. 열대지방의 풍토병에 걸릴 수도 있고, 낯선 관습이나 문화적 차이 때문에 범법자가 되어버릴 수도 있다. 미국이나 유럽, 호주 등의 선진국은 비교적 안전하다고 할 수 있지만, 사고나 질병은 어디서나 일어날 수 있다. 특히 위험에 대한 대책을 세우지 않고 무방비 상태로 돌아다닌다면 말이다. 전 세계적으로 여행자들은 소매치기부터 교통사고, 일사병, 식중독 등의 위험 요소들을 만나게 된다. 당신이 고국에서 멀리 떨어져 있다면, 의학적, 법적, 사회적 보장 시스템을 얻기 위해 수십 배 노력해야 한다. 자신이 익숙한 시스템과 매우 다르므로 누구에게 도움을 청해야 하는지조차 감을 잡기 힘들기 때문이다.

HOW 안전하게 여행하는 법

- 떠나기 전에 사전조사를 철저히 한다. 여행에서 마주칠 수 있는 각종 위험 요인에 대해 공부하고 대비한다.
- 미리 맞아야 할 예방주사나 구비해야 할 약 등을 알아본다.
- 여행자 보험에 가입한다.
- 가족들에게 행선지와 연락처를 알린다.
- 책임감 있게 행동하고, 여행지의 문화와 관습을 존중한다.

-3년 위험한 직업 Crazy careers

위험한 직업이라는 말을 들으면 스턴트맨이나 폭탄제거 전문가 같은 직업을 떠올리게 된다. 그러나 옥스퍼드 대학의 연구진에 따르면 가장 위험한 직업은 바다와 관련된 일이라고 한다. 바다에서는 악천후, 사고, 충돌 등이 자주 일어난다. 그들은 어부가 가장 위험한 일을 많이 당하고, 어선을 타는 사람이 그 뒤를 바짝 좇는다고 발표했다. 바다에서 일하는 사람은 다른 직업을 가진 사람보다 업무 중 순직할 확률이 50배나 높아서 어부 10만 명 중 103명이 일을 하다가 죽는데, 이것은 평균적인 직업을 가진 사람의 50배에 달하는 수치다. 베링 해에서 게를 잡는 작업이 특히 위험하다. 벌목꾼도 10만 명당 118명꼴로 많이 사망하는데, 이들의 주된 사인은 나무가 자기 위로 쓰러지는 것이다.

생명보험이나 자동차보험의 통계를 살펴보면 배우, 록 스타, 코미디언이 가장 보험료를 많이 낸다는 사실을 알 수 있다. 직업 자체는 위험하지 않지만, 그들의 생활습관은 일반인과 매우 다르고 스트레스가 많으며, 알코올이나 약물 중독 비율도 무척 높다. 연예인의 건강 기대여명은 다른 어떤 직업보다도 짧다.

직업으로 인한 피해를 입고 싶지 않다면 보험회사 사원, 청소부, 슈퍼마켓 회계원, 콜 센터 직원이 되어라. 옥스퍼드 대학의 연구에 따르면 이런 서비스 업종에 종사하는 사람들이 가장 안전한 삶을 누렸으며, 10만 명 중 0.7명만이 일을 하다가 사망했다고 한다.

-5년 익스트림 스포츠 Extreme sports

활발한 신체 활동은 장수에 꼭 필요한 요소다. 그러나 익스트림 스포츠처럼 격렬한 종목을 택한다면 문제가 심각해진다. 이런 위험천만한 스포츠를 통해 느끼는 전율 자체는 기분을 좋게 하는 데 일조를 하겠지만 만약 심한 부상이라도 입는다면 수명이 확 줄어든다. 어떤 운동을 해도 부상을 입을 수는 있지만 미국 소비자제품 안전위원회에서 조사한 바에 따르면 스포츠 관련 부상이 가장 잦은 종목은 농구이며(한 해에 40만 명 이상이 중상을 입었다), 미식축구(프로 리그 선수의 평균 사망 연령은 55세였다)와 경륜을 통해서도 부상을 당하는 일이 많았다. 모나시(Monash)

대학 연구팀은 호주에서 가장 위험한 스포츠로 모터스포츠, 경마, 모터보트 경주를 꼽았다. 보험 회사에서는 비행기를 몰거나 고산 등반을 하거나, 행글라이더 또는 낙하산을 타는 사람, 스쿠버 다이빙을 하는 사람, 그리고 모터스포츠에 참여하는 사람들에게 보험료를 가장 많이 부과한다.

안전하게 운동하는 법

- 전에 안전하게 뛰어내려본 적이 있는 높이 이상의 높은 곳에서는 뛰어내리지 말고, 천천히 내려온다.
- 훈련을 할 때 항상 전문가의 조언을 구한다.
- 각 운동에 적합한 복장을 하고 안전 장비를 착용한다.
- 규칙을 반드시 준수한다.
- 부상을 입은 상태에서는 운동을 하지 않는다.

+3년 교통안전 Road safety

1896년 영국 런던의 크리스털 팰리스에서 인류 역사상 최초의 교통 사고 사망자가 발생했다. 그 당시 44세였던 브리짓 드리스콜(Bridget Driscoll)이 그 주인공이다. 이를 시작으로 오늘날에는 한 해 백만 명 이상이 교통사고로 사망하며, 부상을 입는 사람은 5천만 명에 달한다. 이제는 전 세계적으로 교통사고가 사망과 부상 원인의 큰 부분을 차지하게 되었고, 피해자는 아직 젊은 사람인 경우가 많다. 실제로 5~40세 사이 사람들에게서 그 어떤 질병보다도 교통사고가 사망과 장애를 유발하는 비율이 높아졌다.

드리스콜을 치었던 운전자는 에드셀(Edsell)이라는 사람이었는데 그 당시의 상황을 좀 더 자세히 살펴보면 왜 교통사고가 났는지 단서를 찾아볼 수 있으며, 이 추론은 오늘날의 교통사고에도 적용될 수 있다. 에드셀은 당시 운전을 시작한 지 고작 3주밖에 안 된 완전 초보였고, 지금도 초보들이 사고를 많이 낸다. 그는 차가 더 빨리 달릴 수 있도록 개조하라는 꼬임을 받았고, 또한 그는 당시 조수석에 앉은 여성과 이야기를 나누느라 정신을 딴 데 팔고 있었다. 이렇게 차에 함께 탄 다른 사람이나 음악, 휴대폰, 또는 다른 어떤 것에라도 정신을 파는 것은 사고로 가는 지름길이다.

또, 자신이 아무리 안전하게 운전한다고 해도 다른 무모한 운전자 때문에 피해자가 될 수 있다. 그래도 교통법규를 준수하고 제한속도를 잘 지

키며, 평소에 차를 잘 정비해두고, 음주운전을 절대 하지 않고 교통 표지
와 도로 상황에 온전히 주의를 기울여 방어운전을 한다면, 사고를 당할 가
능성이 아주 낮아진다.

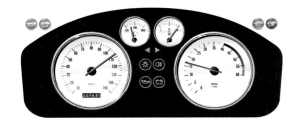

닫는글

이 책을 읽고 당신의 태도에 변화가 생기고, 건강과 웰빙은 스스로 노력해서 얻는 것이라는 긍정적인 생각이 싹텄다면, 그보다 기쁜 일은 없을 것이다. 이제는 장수하는 데 위협이 되는 요소들이 무엇인지, 또 그 위협을 제거하거나 제어하면 얼마나 시간을 벌 수 있는지 어느 정도 이해했을 것이다. 우리가 사는 이 세상에는 멋진 것이 정말 많다. 보기 좋은 것과 듣기 좋은 소리, 감탄을 자아내는 풍경, 숨을 멈추게 하는 활동 등 겪어보지 못하고 일찍 죽어버리기에는 너무나 아까운 것들 말이다. 우리는 오래 살아남아 이것들을 즐겨야 한다.

오래 살려면 어떤 노력을 해야 하는지 이제는 알게 되었을 것이다. 살아가면서 무심코 쉽게 내리는 결정이 건강에 좋지 않은 경우가 많다. 우리는 자기 자신에게 스스로 어려운 질문을 해서라도 생활습관을 바꾸어야 한다. 오래 살려면 손쉬운 쾌락을 주는 것들을 다시 한번 돌아보고, 장기적으로 도움이 될 만한 일에 정성을 들여야 한다.

건강을 위해 가는 길에 다른 이들의 도움을 받거나 정보를 얻을 수 있다. 주변 사람이 해주는 이야기와 조언에 귀를 기울여보자. 물론 친구나 가족, 동료의 이야기를 잘 듣고 고려하되, 그들의 이야기를 마치 하나님의 이야기처럼 맹신하지는 말자. 설령 그가 유명한 의사라 해도 마찬가지다. 건강에 관한 사항은 흑백으로 정확하게 가려지는 것이 거의 없다. 의학 정보는 각자의 인생과 건강 상태에 따라 취할 건 취하고 버릴 건 버려야 한다.

과장 광고와 거짓 정보를 경계하라. 이것들은 새로운 기적의 식단 또는 치료법으로 가장하고 대중 속으로 파고든다. 이 정보들은 과학적으로 증명된 바도 없고, 단지 당신의 지갑만 노릴 뿐이다. 여기에 돈을 쓰면, 몸에 반응이 나타나기도 전에 지갑이 먼저 비어버릴 것이다. 의학적 지식을 알아볼 때는 반드시 책이나 인터넷을 통해 두 번 세 번 확인하라. 그리고 그것이 특정인의 의견인지 근거가 있는 사실인지 구별하는 데 상식과 직감을 모두 동원하라. 또한 이것이 자신에게 맞는 방법인지, 효과가 있을지도 숙고해보라. 마지막으로 친분이 있는 의사나 간호사에게 조언을 구해 상세한 내막을 알아내라. 국가에서 운영하는 건강 관련 기관이나 정부기관에서 운영하는 인터넷 사이트에는 질 좋고 유용한 건강 관련 정보가 가득하니 이를 효과적으로 활용하자.

자, 이제 허약하게 늙어가는 자기 자신을 방치하지 말고 행동으로 옮길 때다. 당신도 오래 살 수 있다!

수명연장 방정식

초판 1쇄 인쇄 2008년 7월 23일
초판 1쇄 발행 2008년 7월 31일

지은이 트리샤 맥네어
옮긴이 서예진
펴낸이 서정돈
펴낸곳 성균관대학교 출판부
편 집 신철호 · 현상철
디자인 최세진
마케팅 김종우 · 송지혜
관 리 손호종 · 김지현

등록 1975년 5월 21일 제 1975-9호
주소 110-745 서울특별시 종로구 명륜동 3가 53
전화 02)760-1252~4
팩스 02)762-7452
홈페이지 press.skku.edu

ISBN 978-89-7986-758-9 13510

수명연장 방정식 100가지 check it!

나의 예상 수명은?

책 내용을 토대로 플러스 요인과 마이너스 요인 중에서 자신이 해당하는 항목을 체크하고 각 요인의 연수를 가감하면 된다. 기준 수명은 70세.
예를 들어 플러스 요인 중 15개 항목에 해당해서 합이 38년, 마이너스 요인 중 12개 항목에 해당해서 합이 32년이면 나의 예상 수명은 76세이다.

➕ 플러스 요인

+12년	77. 약 챙겨먹기	☐
+10년	21. 장수한 부모	☐
+10년	24. 여자라서 행복해요	☐
+10년	56. 출생지	☐
+9년	1. 행복	☐
+8년	3. 낙천적인 사고	☐
+7년	9. 신앙	☐
+7년	6. 결혼	☐
+6년	10. 공동체 생활	☐
+6년	54. 건강한 이와 잇몸	☐
+5년	27. 작은 키	☐
+5년	37. 채식	☐
+5년	40. 오메가-3	☐
+5년	49. 요가	☐
+4년	13. 사회적 지위	☐
+4년	20. 평생학습	☐
+4년	41. 움직이기	☐
+4년	50. 건강한 성생활	☐
+4년	76. 정기 건강검진	☐
+3년	12. 일과 인생의 균형	☐
+3년	19. 명상	☐
+3년	32. 비타민	☐
+3년	39. 미네랄	☐
+3년	43. 좋은 균형감각	☐
+3년	57. 살기 좋은 기후	☐
+3년	95. 적포도주	☐
+3년	100. 교통안전	☐
+2년	5. 성실한 태도	☐
+2년	14. 운동	☐
+2년	16. 애완동물	☐
+2년	34. 항산화물질	☐
+2년	25. 높은 지능	☐
+2년	26. 정보 습득	☐
+2년	59. 전망 좋은 방	☐
+2년	65. 햇빛	☐
+2년	72. 화학 물질 사용 줄이기	☐
+2년	58. 안전한 집	☐
+2년	71. 손 씻기	☐
+2년	75. 예방 접종	☐
+2년	80. 건강한 배우자	☐
+2년	82. 장 상태 파악	☐
+1년	17. 웃음	☐
+1년	30. 적게 먹는 습관	☐
+1년	33. 섬유소	☐
+1년	38. 몸에 좋은 지방	☐
+1년	45. 스트레칭	☐
+1년	48. 낮잠	☐
+1년	53. 호르몬 치료	☐
+1년	68. 방사선에 대한 지식	☐
+1년	74. 화재 예방	☐
+1년	83. 피부암에 대한 지식	☐
+1년	85. 유방암에 대한 지식	☐
+1년	91. 동안	☐
+6개월	87. 고환 체크	☐

➖ 마이너스 요인

-10년	22. 나쁜 유전자	☐
-8년	46. 장시간 텔레비전 보기	☐
-8년	51. 위험천만한 섹스	☐
-8년	93. 흡연	☐
-7년	81. 심장병	☐
-5년	4. 낡은 사고	☐
-5년	18. 우울증	☐
-5년	23. 외동아이	☐
-5년	31. 식탐	☐
-5년	47. 수면 부족	☐
-5년	86. 당뇨병	☐
-5년	88. 고혈압	☐
-5년	92. 치매	☐
-5년	99. 익스트림 스포츠	☐
-4년	2. 자기 비하	☐
-4년	36. 패스트푸드	☐
-4년	55. 나쁜 의사	☐
-4년	67. 활성산소	☐
-4년	63. 위험한 직장	☐
-4년	78. 약물 부작용	☐
-4년	94. 기분 전환용 마약	☐
-3년	7. 이혼	☐
-3년	28. 비만	☐
-3년	60. 도시생활	☐
-3년	84. 암	☐
-3년	90. 골다공증	☐
-3년	96. 폭음	☐
-3년	98. 위험한 직업	☐
-2년	8. 어린 엄마	☐
-2년	11. 스트레스	☐
-2년	44. 나쁜 자세	☐
-2년	42. 너무 심한 운동	☐
-2년	61. 공단 지역	☐
-2년	73. 기생충	☐
-2년	97. 해외 여행	☐
-1년	15. 잡동사니	☐
-1년	29. 깡마른 몸매	☐
-1년	35. 단 음식	☐
-1년	66. 일광욕	☐
-1년	70. 라돈 노출	☐
-1년	64. 소음공해	☐
-1년	79. 감염	☐
-1년	89. 관절염	☐
-6개월	52. 임신	☐
-6개월	62. 전쟁 지역	☐
-6개월	69. 전자 방사선	☐

➕ 요인 ☐ 년   ➖ 요인 ☐ 년

나의 예상 수명 ☐ 년

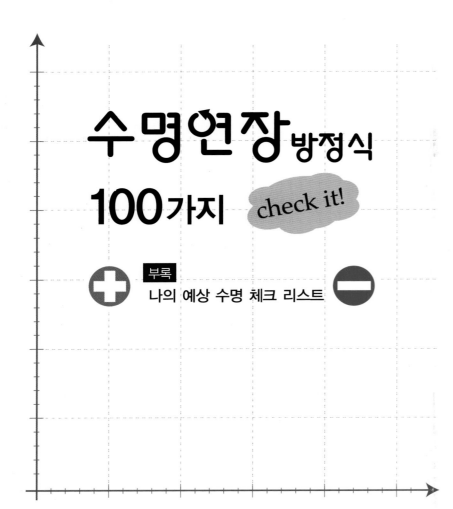

수명연장 방정식

100가지 check it!

부록
나의 예상 수명 체크 리스트